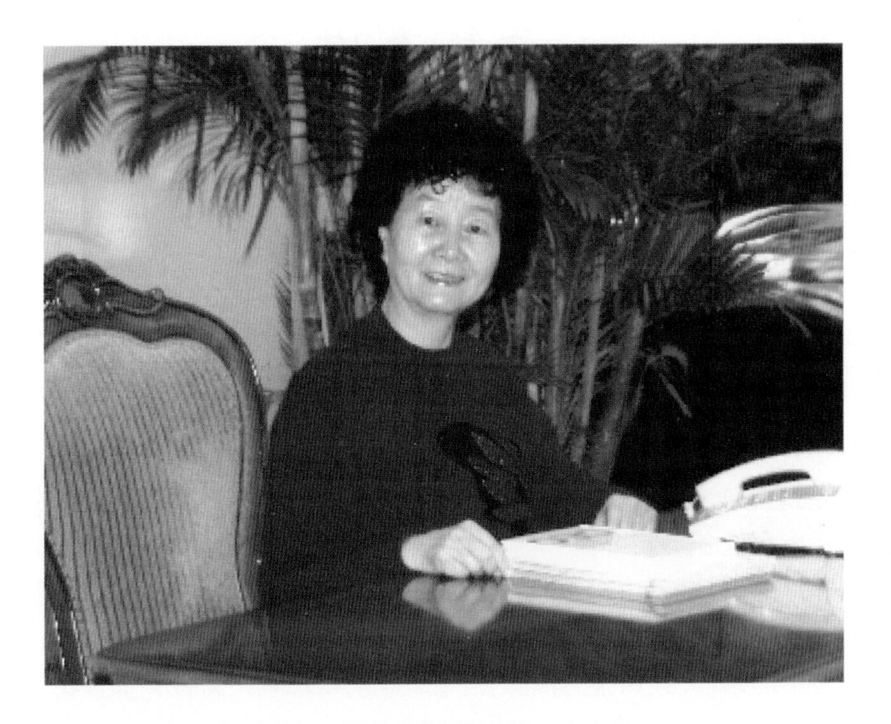

主编 吴大真

吴大真主编，主任医师，教授。历任中国医药科技出版社、中国中医药出版社、中国医药报社、中国药学会、同济医院、北京中医药进修学院、北京国际医药促进会、中国保健协会、科普教育分会等单位的领导。

通讯地址：北京朝外工体西路吉庆里 2-108

邮　　编：100020

主编絮语

前段时间，我看了中央新影拍摄的一部关于“农村合作医疗”的记录片。20世纪60年代“赤脚医生”红遍大江南北，随着时间的推移、时代的变迁，这一切似乎也成了尘封的往事。我们这一代人赶上了那个时代的一切，个中滋味体会颇深。抛开其他因素，就事论事而言，“农村合作医疗”真是一个伟大的创举。“缺医少药”不仅是当时农村的状态，也同样是很多中小城镇的困境。中国人从来不缺少智慧，也从来不缺少办法，“赤脚医生”的诞生同样是个伟大的事物，我们就是用这些“土办法”一步步走来，一步步走到了新时代……走进了一个拥有13亿人口、百业振兴、社会急剧变化的时代。“医疗资源不平衡”是我们现在常常提到的一句话，其实说到底还是医疗资源的不足，毕竟我国还仅仅是一个发展中的大国。任何一个单一的办法都难于改变这种状况，从大处说需要政府的大力投入，全社会的支持；从小处说就需要我们这些医药工作者的努力，动脑筋，想办法，投入我们的智慧与汗水，奉献给这个伟大的国家，不愧于这个可爱的年代。

这套丛书的编著者都是医疗战线上的精英，他们把自己几十年的体悟浓缩成这些文字，希望给同道一个阶梯，一个攀登人类生命科学的阶梯；给同道一盏明灯，一盏探究人类生命深度的明灯。

过去的一年，中医中药有着太多的是与非，我们没有时间去争辩什么，希望用这套丛书给使用者提供点帮助。这套书在编排上打破“以病分科”的传统，按现代医学各科来分类，但整套书的核心还是中医“整体观”的体现。最后我借用秦伯未老为《医学见能》序语中一段：……是书之出，愿医者朝夕展玩。凡为人子父母者，去彼从此，而各手一编，广医学之识见，助天地之生成，获益诚匪浅，而其功又讵在作者下欤。

吴大真

2008年于北京

名中医呼吸科绝技良方

○主　编：吴大真　李　奇　杨建宇
魏素丽　王凤岐　王　雷
李书义　陈幼生
○副主编：周　俭　曹烨民　李亚明
赵小英　闫民川　史　学
赵建宏　马石征　丁志远
周新喜　戴武兵　曾瑞如
○编　委：李素云　龚　德　李彦知
魏素红　史金花　沈　威
杨志文

科学技术文献出版社
Scientific and Technical Documents Publishing House
·北京·

（京）新登字130号

内容简介

本书凝聚了全国名中医治疗呼吸科疾病的众多绝技妙法与良方，如通活汤治疗呼吸衰竭、升陷汤治疗自发性气胸、止血宁肺汤治疗肺结核咯血、加味玉屏风散治疗反复上呼吸道感染、止咳平喘汤治疗慢性气管炎、仙方活命饮治疗肺炎、复元活血汤治疗创伤闭合性血气胸、保肺消瘤汤治疗原发性肺癌等。这些绝技妙法与方药,经临床屡用屡效,深受国内外患者称赞。本书编著者都是医疗战线上的精英，具有丰富的临床经验，他们希望把自己几十年的体悟浓缩成这些文字，给同道一个阶梯，给患者一盏明灯。

本书将为临床医务人员、患者及其家属提供极有价值的参考。

目 录

十三、胸膜炎……239

十四、肺　癌……262

一、呼吸功能衰竭

中医辨证……治疗呼吸衰竭重症

宋伟茹医师（天津市中医医院，邮编：300140）在临证中，以中医辨证思想为指导，以中西医结合方法治疗呼吸衰竭重症数十例，疗效较为满意。

【绝技妙法】

该病同呼吸功能不足而导致缺氧及高碳酸血症，在病变过程中，氧耗量的增加又加重缺氧，是使病情加重的重要原因之一。以中医辨证为指导，以中西医结合方法治疗该病，降低呼吸功，减少氧耗量，提高呼吸肌耐疲劳，是非常重要的一个方面。

呼吸衰竭重症属中医学喘症范畴，多虚实挟杂。邪实多由痰浊、痰热、寒饮、气郁所致，证虚多与肺肾相关。《素问 · 大奇论》说："肺之壅，喘而两满。"《证治准绳》云："肺虚则少气而喘。"《灵枢 · 经脉篇》云："肾足少阴之脉，是动则病喝喝而喘。"故实喘在肺，虚喘则责之于肺肾两脏。该患者病久正气虚弱，因外感诱发，伴咳吐少量黄白黏痰，以邪实为主要矛盾，以邪热壅肺，肺气郁闭，失于宣降为主要病理变化。

【常用方药】

用麻杏石甘汤宣泄肺经郁热，加银花、连翘、黄芩、地龙等加强清热平喘之功，同时予西药常规抗炎解痉平喘兴奋呼吸中枢而获效。患者久病体虚，病后正气未复，又因生活起居不慎，情绪激动而喘促再次发作呈持续状态。肺气虚，气的生成来源不足，宣降失司；肾的精气不足，摄纳无权，气浮于上，故患者呼吸困难，喘促急促，张口抬肩，动则喘息更甚，气不得续，神疲汗出。应用西药常规解痉平喘及呼吸兴奋剂治疗，病情未能控制，通过加用中药治疗达补肺益气、助肾纳气、安神除烦之功，使气的生成充足，升降出入渐趋正常，正胜邪却，喘促止，烦躁除，夜寐安。

【验案赏析】

王某，女，68 岁，间断咳喘 30 余年，每因气候变化或生活起居不慎而诱发，3d 前因外感致咳喘加重，于 1997 年 10 月住院。证见：喘促气急，不能平卧，咳吐少量黄白黏痰，咯出不爽，舌淡红而暗，苔薄白略黄，脉浮数。查体：口唇紫绀，颈静脉轻度怒张，桶状胸，双肺叩诊过清音，可闻广泛哮鸣音。X 光胸片示：慢支炎，肺气肿，肺心病。心电图示：窦性心律，肢导低电压，肺型 P 波，电轴右偏，$V_1R/S>1$，血气分析示：PaO_2 60mmHg，$PaCO_2$ 73mmHg，血 Rt：白细胞 $9.8\times10^9/L$，中性 72%。西医诊断：慢性喘息型气管炎，阻塞性肺气肿，肺心病，呼吸衰竭。中医诊断：咳喘；辨证分型：邪热壅肺。予西药抗炎解痉平喘及呼吸兴奋剂治疗，同时口服中药麻杏石甘汤加味，处方：炙麻黄 10g，杏仁 10g，生石膏（先煎）30g，地龙 10g，银花 30g，连翘 30g，黄芩 10g，甘草 10g 等，以宣肺平喘清热化痰。6d 后症状较前缓解，喘促减轻可平卧，无咳嗽咳痰，血气示 PaO_2 76mmHg，$PaCO_2$ 48mmHg。突因家属探视时讲话太多，情绪激动，一夜未眠，呼吸急促，张口抬肩，动则喘息更甚，气不得续，神疲汗出，口唇紫绀，无咳嗽咳痰，伴头痛烦躁不宁，乏力，不思饮食，舌淡暗，苔薄白，脉数而无力。

双肺满布哮鸣音，急查血气 $PaO_2$58mmHg,$PaCO_2$67mmHg。再予前方法治疗病情未能控制，哮喘呈持续状态。在西药常规抗炎解痉平喘，兴奋呼吸中枢的同时，予生脉注射液 100mL 加入 5% 葡萄糖 150mL 中，每日 1 次静点，并加强支持疗法，调整电解质及酸碱平衡，口服汤剂生脉散加味，处方：党参 30g，黄芪 30g，麦冬 10g，五味子 10g，生地 10g，山萸肉 10g，补骨脂 10g，胡桃肉 10g，生龙齿（先煎）30g，炒枣仁 30g，夜交藤 30g，远志 15g，合欢花 10g，甘草 10g 等，日 1 剂，早、晚服。患者第 1 天服药后情绪较前安稳，当夜可间断入睡，次日喘促明显减轻，可入少量饮食，原方继服 1 周后呼吸平稳，夜寐安，纳食可，无头疼烦躁，继以生脉散为主方口服巩固疗效。

豁痰祛瘀汤……治疗肺心病合并呼吸功能衰竭

陈　燕、王辛秋、杨道文医师（中日友好医院，邮编：100029）以豁痰祛瘀汤治疗肺心病合并呼吸功能衰竭取得了较好的疗效。

【绝技妙法】

肺心病属中医“肺胀”、“喘证”、“水肿”、“痰饮”等范畴。《血证论》云：“盖人身气道不可有塞滞。内有瘀血，则阻碍气道不得升降，是以壅而为咳，痰饮为瘀血所阻隘，冲犯肺经。”肺心病痰饮的形成不仅与肺失通调水道、脾失运化转输、肾失蒸化开合、膀胱气化无权及三焦水道不畅有关，更主要的是由于血瘀所致。盖瘀源于血，痰源于津，津血可同源互化。肺心病病机为本虚标实、正亏邪盛之证，痰瘀阻肺是肺心病的重要病理机制，故治当豁痰祛瘀为主。

【**常用方药**】

采用西药抗感染、吸氧、平喘、强心、利尿、调整酸碱及电解质紊乱等治疗措施。在此基础上加用中药豁痰祛瘀汤(炙麻黄、杏仁各 10g,鱼腥草 15g,黄芩、葶苈子各 10g,山萸肉 15g,石菖蒲 10g,川芎 15g),并随证加减,每日 1 剂,分早、晚 2 次服;同时予复方丹参注射液 30mL 加入 5% 葡萄糖注射液或生理盐水 250 ~ 500mL 中静脉点滴,每日 1 次。以 14d 为 1 个疗程。

豁痰祛瘀汤具有清肺豁痰、活血祛瘀、纳气平喘的作用,复方丹参液又可加强活血化瘀之功。现代药理研究表明,丹参具有扩血管、改善心脑血流量、减少心肌耗损、保护心脏、改善血液循环、降低血液黏稠度等作用。肺心病患者机体长期缺氧,自肺气肿、肺动脉高压阶段就存在着不同程度的微循环障碍。早期主要表现为紫绀、心悸、胸闷等,进一步发展时发生低氧血症和高碳酸血症,导致肺性脑病的发生。

采用常规西药加用豁痰祛瘀汤治疗肺心病Ⅱ型呼吸功能衰竭,具有明显改善临床症状,显著降低 $PaCO_2$,明显提高 PaO_2、SaO_2,改善血液流变学的作用,对于降低肺动脉高压和肺循环阻力、减少肺瘀血、降低血液黏稠度、治疗肺心病、纠正Ⅱ型呼衰、提高临床疗效有较好的作用,疗效优于单纯西药对照组。对肺心病Ⅱ型呼吸功能衰竭的治疗起到了较好的作用。

通活汤……治疗呼吸衰竭

周喜忠、顾江萍、孙桐杰医师(哈尔滨市老年医院,邮编:150050)以通活汤为主配合西药治疗呼吸衰竭患者,并与单纯西药治疗作为对照,疗效满意。

【绝技妙法】

所治疗的患者呼吸衰竭的原发病为肺疾患导致。由于血流瘀滞，血液凝固性增高及血管壁损害，容易在肺小血管内形成微血栓。

【常用方药】

治疗用中药通活汤：当归、赤芍、川芎、牡丹皮、桃仁、杏仁、桔梗各10g，鸡血藤12g，鱼腥草30g。肺气虚加黄芪、党参；阴虚加沙参、麦门冬；脾虚加淮山药、白术、茯苓；水肿加五加皮、冬瓜皮，每日1剂，水煎服。

西药常规治疗：

氧疗、抗感染、缓解CO_2潴留，纠正酸碱失衡。

临床证明，中药通活汤有降低血黏度，改善肺部微循环作用，与西药配合，能提高疗效，缩短病程。

加味四君子汤……治疗慢性呼吸衰竭

蒙定水医师（广西中医学院第二附属医院，邮编：530011）运用加味四君子汤配合西医常规治疗慢性呼吸衰竭失代偿期，并以同期单纯西药治疗为对照，临床疗效较满意。

【绝技妙法】

中医认为，本病与肺脾肾有密切联系。盖肺主气，司呼吸，肾居下焦，为气之根，主纳气。若久咳不愈，耗伤气阴，肺虚而失其所主故喘，亦即《证治准绳》“肺虚则少气而喘”之意；若肺虚失其肃降，精微不布，“金不生水”而损及肾，肾虚根本不固，纳气无权则见呼多吸少。由于五脏六腑的整体联系，肺肾两虚必然会影响脾脏的运化、生精功能，脾的运化生精功能受损也势必伤及肺肾两脏。这种互为因果、恶性循环的病理状态，在慢性呼吸衰竭失代偿期对病情发展起着主导作用。因此，患者除气喘、呼多吸少、四肢不温、怯寒肢冷等肺肾两虚症状外，常伴有面色无华、肌肉瘦削、纳呆腹胀等脾虚症状。治疗上，单纯调补肺肾，往往是肺肾仍虚，却见痰湿内生，因而水肿日显，饮食日趋减少。基于上述体会和认识，故以健脾益气补肾作为本病的主要治则。

治疗方法：

治疗用加味四君子汤。

【常用方药】

药物组成：红参10g，白术12g，茯苓12g，炙甘草6g，黄芪15g，胡桃仁10g。每日1剂，先煎红参至100mL，余药浓煎至200mL，混匀，分3次口服。

同时配合常规支持治疗：

吸氧，维持在1～2L/min；氨茶碱0.25g加入5%葡萄糖液100mL，静脉点滴，每日2次；尼可刹米0.75g，加入5%葡萄糖液100mL，静脉点滴，每日4次；头孢唑啉钠2g加入5%葡萄糖盐水100mL，静脉点滴，或选用其他敏感抗生素。连续治疗7d观察疗效。

四君子汤出自《太平惠民和剂局方》，谓其“治荣卫气虚，脏腑怯弱，心腹胀满，不思食，肠鸣泄泻，呕哕吐逆，大宜服之。人参去芦，甘草炙，茯苓去皮，白术各等份……常服温和脾胃，进益饮食，辟寒邪瘴雾气”。黄芪性微温，味辛，有补气益卫，利水消肿之功能；胡桃仁性温味甘，有补肾助阳，补肺敛肺之作用。四君子汤加黄芪、胡桃仁，一是加大补气健脾力度；二是兼顾了补肾助阳、补肺敛肺。全方补脾而益肺，培土而生金，且能补肾敛肺。现代药理研究认为，红参、黄芪、白术等药物能提高机体的免疫能力，加强网状内皮系统的吞噬功能，从而增强机体的抵抗力。因此，部分患者在服用本方时并未使用抗生素或在使用抗生素无效的情况下服本药而感染迅速得到控制。红参、黄芪等药物能兴奋中枢神经系统，提高心、脑、肾等重要器官的耐缺氧能力，而且能纠正心力衰竭，增加肾的灌流量，使心、脑、肾恢复自身功能。

二、肺性脑病

中医……治疗肺性脑病

张一琳（四川省绵阳市中医院，邮编：621000）、金　虹、张　耀医师在配合吸氧、改善通气、抗感染、纠正酸碱平衡失调及电解质紊乱的基础上，应用中医药治疗肺性脑病取得良好效果。

【绝技妙法】

肺性脑病为肺病后期之严重阶段，其病理转变多由虚生实，因实致危，由虚致危的复杂变化。其基本病机是肺脾心肾俱虚，痰浊蒙蔽清窍。其始病多在肺，肺气虚弱，卫外不固，痰浊阻肺，形成夙根，在此基础上，遇寒暖失调，外感六淫侵袭，则可诱发；肺虚日久累及脾、肾、心、肝。肺之宣降，脾之运化，肾之摄纳，心之行血，肝之体用等功能失调或低下。本病属本虚标实之证，在病程的不同阶段，由于症候的演变错综复杂，变证蜂起，临床需认真观察分析，治疗当扶正与祛邪兼顾，方不致误。

【常用方药】

1．痰湿阻肺，痰浊闭窍型

本型多由内伤久咳、支饮、喘哮、肺痿、肺痨等肺系慢性疾患，迁延失治，痰浊潴留，日久导致肺虚，肺虚则卫外不固，外感六淫反复侵袭，致使病情反复加重。肺虚久病不愈，影响于脾或自身饮食失调导致脾失健运，精微不布，水湿内停，酿湿为痰。“脾为生痰之源，肺为贮痰之器”，脾虚痰饮内伏，上渍于肺，痰邪作祟，蒙蔽清窍。阴阳不系，神无所主。

临床表现：

初期头胀头痛，烦躁不安，咳吐痰涎，继而神志矇眬，神昏谵语，呼吸急促，喉中痰鸣，昼轻夜重。多伴见脘痞腹胀，食少便溏，舌淡苔白腻，脉滑。治则：宣肺健脾渗湿，化浊涤痰开窍。处方：六君子汤合涤痰汤加减。

药物组成：红人参10g，白术15g，茯苓15g，陈皮10g，半夏10g，枳实15g，远志10g，石菖蒲6g，郁金15g，丹参30g，甘草3g。另用醒脑静注射液10mL加入10%葡萄糖200mL中静脉滴注以豁痰开窍催醒。

方用红人参补心肺脾之气顾护心神，白术、茯苓健脾渗湿，陈皮、枳实通肺脾之气，丹参化瘀，半夏燥湿化痰，石菖蒲、郁金行气化痰解郁开窍醒神。

2.痰热壅肺，上扰心神型

本型多因痰湿内盛日久，郁遏化热，邪热熏肺，耗气伤津，痰热互结，壅阻气道，实邪肆虐，上扰清窍，蒙蔽心神，或平素嗜酒太多，恣啖辛热，炙燥厚味，酿痰化热，痰迷心窍，神志逆乱。

临床表现：

咳喘痰多，黏稠色黄，头痛不寐，烦躁不安，循衣摸床，神昏谵语，意识矇眬，喘促气粗，面红目赤，或发热，大便秘结，小便短赤，舌紫绛，苔黄厚，脉滑数。治则：清热泻火宁心，化瘀涤痰开窍。

清金化痰汤加减：瓜蒌仁10g，黄芩15g，鱼腥草30g，连翘15g，茯神15g，远志10g，石菖蒲8g，郁金15g，天竺黄5g。另用痰热清注射液20mL于生理盐水中静脉滴注。

方用黄芩、鱼腥草、连翘、瓜蒌仁清热化痰，茯神宁心，痰热清而心神宁；远志、石菖蒲、郁金、天竺黄化痰开窍。

3．肝肾阴虚，痰热动风型

本型多因肺病日久，伴见忧郁恼怒，肝阴暗耗或年老体衰，烦劳过度，气血亏损，真阴耗散，肝阳暴张，阳化风动，气火循经上逆，上蒙元神，或肝阳素旺，横逆犯脾，内生痰浊，肝脉布胁肋上注于肺，肝风夹杂痰热化火，风火相煽，横窜经络，蒙蔽清窍，形成上实下虚，肝风内动的急危证候。

临床表现：

咳喘痰黄，面部肌束颤动或四肢颤抖，胸闷不舒，神志恍惚，昏迷抽搐，谵妄躁动，舌紫红少津，苔黄，脉弦滑数。治法：滋水涵木，平肝潜阳，化痰开窍。处方：镇肝熄风汤加减。

药物组成：牛膝20g，黄精30g，白芍30g，天冬15g，玄参15g，龙骨30g，牡蛎30g，钩藤30g，石菖蒲6g，郁金15g。另用解毒豁痰开窍的安宫牛黄丸1粒，每日1～3次，开水化后频频灌服或鼻饲。

本方用牛膝引血下行，折其亢阳，且能滋养肝肾。龙骨、牡蛎、钩藤平肝潜阳熄风。黄精、白芍、天冬、玄参补阴配阳，其中黄精一药，“性同参芪而不燥，功同地黄而不腻”；共用使阴足则能制阳，为治本之法。再加石菖蒲、郁金化痰开窍。诸药合用，滋水涵木，平肝潜阳，化痰开窍，标本同治。

4. 肾气亏虚，元阳欲绝型

本型多因肺病日久累及于肾，肾虚不能制水，水湿停聚而成痰饮，痰浊壅盛又阻塞气道，气还肺间，使肺不能吸清呼浊，痰蒙神窍。其后期由于元气耗散，阳气欲脱，再加之痰瘀火热，蕴结不散，而现脏腑衰败，阴竭阳脱的危候。

临床表现：

气息微弱，或呼吸不规则，或叹气样呼吸，昏迷，不省人事，或大汗淋漓，四肢厥冷，脉微欲绝。系心肾阳虚，肺气欲竭。治则：扶阳固脱，镇纳肾气。方药：参附龙牡汤加减。

药物组成：红人参10g，附子10g，龙骨30g，牡蛎30g，沉香（分次冲服）4g，刺五加15g，石菖蒲6g，葶苈子10g，麝香（分次冲服）0.2g。兼阴脱者合生脉散，急煎频频灌服或鼻饲。另可根据情况选用参附注射液或参麦注射液加入葡萄糖液中静脉滴注。

本方益气回阳，救逆固脱，加麝香、石菖蒲开窍化痰，沉香“能举在上之水与火，悉摄而返之于肾”（《本草思辨录》），葶苈子、刺五加强心逐饮，泻肺定喘，减慢心率，增加心输出量，降低肺动脉压。

【验案赏析】

赵某，男，65岁。因反复咳嗽咯痰12年，胸闷气紧5年，心悸2年加重伴昏迷2h入院。诊见呼吸急促，喉中痰鸣，神志不清，胡言乱语，腹部胀满，大便干结已5日未解。舌紫绛，苔黄厚，脉滑数。辅助检查：血常规白细胞$16.0\times10^9/L$，X线胸片示：慢性支气管炎、肺气肿、肺动脉高压，右下肺见大量渗出灶。心电图示：窦性心动过速，电轴右偏，右室高电压。血气分析：pH:7.3，$PaCO_2$60mmHg，HCO_3^-30mmol/L，$PaO_2$40mL。

西医诊断：

慢性支气管炎急性发作、肺气肿、肺心病、肺性脑病。

中医诊断：

喘证、闭证。

治疗：

基础治疗：吸氧、抗感染。中医治则：豁痰开窍催醒。用痰热清注射液20mL于生理盐水500mL中静脉滴注。清金化痰汤化裁：

瓜蒌仁 10g，黄芩 15g，鱼腥草 30g，连翘 15g，茯神 15g，远志 10g，石菖蒲 6g，郁金 15g，天竺黄 5g，桑白皮 15g。水煎服，1 日服 3 ~ 5 次，每次 60mL。另用大承气汤煎汤保留灌肠以泻热通便。服药 2 剂后，患者神志转清，对答切题，自行咳出大量黄稠脓痰，大便通畅。

中医辨证……治疗肺性脑病

张 纬、石克华、刘 军医师（黑龙江中医药大学附属一院，邮编：150000）在运用西医对症治疗的同时，采用了中医辨证施治的方法治疗肺性脑病，收到了满意的疗效。

【绝技妙法】

肺性脑病是肺源性心脏病呼吸衰竭而引起的严重病症，属于中医学的“喘证”、“神昏”、“闭”、“脱”等危急重症范围，辨证分型多为“痰浊蒙窍”、“阴阳欲脱”等证型。本病导致多脏器功能失调，表现肺、脾、肾、心等脏虚。脏腑功能失调，气血津液运行障碍，痰浊蒙窍。痰瘀血壅阻于肺，肺失宣降，则咳喘。蒙闭心窍，心神失主，则神昏澹语，嗜睡躁动，痰扰心甚则肝风内动，导致惊厥抽搐。如痛情发展，热炽痰壅，肺气闭阻阳气欲脱则大汗淋漓，四肢厥冷，呼吸气短，脉微，五脏俱虚，气血衰败则阴阳离绝。因此，该病在治疗中必须做到争分夺秒进行抢救。

【常用方药】

主要治则应豁痰，化瘀，开窍为本病立法基础。再随证加减配以通腑导滞，平肝熄风，回阳救逆等法，使之痰热祛除，瘀血得化，肺气肃降，心清神明。

1. 辨证分型

(1) 痰浊蒙窍型

症状：神志朦胧嗜睡甚至昏迷，咳喘痰鸣，痰多稀白，咯痰不爽，面色晦暗，唇甲青紫，舌质紫暗，苔白腻，脉弦滑。

(2) 痰火扰心，肝风内动型

症状：神昏谵语，烦躁不安甚则抽搐。咳喘痰多，黏稠色黄，大便秘结，小便短赤，热盛动血，舌红绛或紫绛，舌苔黄腻，脉滑数。

(3) 气阴双脱，亡阳欲绝型

症状：神志昏迷，气短息微，面唇青紫，四肢厥逆，甚至冷汗淋漓，舌质紫暗，少苔。

2. 辨证施治

(1) 痰浊蒙窍型

治宜涤痰开窍，活血化瘀。

方药：菖蒲、郁金、远志、茯苓、天竺黄、陈皮、桑白皮、半夏、丹参、赤芍、当归、川芎、桃仁，甘草。

随证加减：

如喘重痰多不能平卧可加葶苈子、白果等。如黄痰可加黄芩、双花、鱼腥草、苇茎等清热解毒之药。

(2) 痰火扰心，肝风内动型

治宜清心泻火，豁痰开窍。

方药：黄连、生地、双花、连翘、丹参、元参、菖蒲、麦冬、郁金、竹茹、竹叶、水牛角。如有肝风内动可加钩藤、全蝎、僵蚕。

(3) 气阴双脱，亡阳欲脱型

治宜回阳救逆，开窍祛痰。

方药：四逆汤和生脉散加减：人参、附子、麦冬、五味子、干姜、黄芪、丹参、煅龙牡。神志不清者可给予鼻饲。

【验案赏析】

王某，男。66岁，退休工人。慢支，阻塞性肺气肿，肺原性心脏病史10余年，曾因肺心病急发期，心力衰竭多次住院治疗。

近1周咳喘加重，失眠故服用安定片后出现嗜睡来我院，以肺心病急发期，呼吸衰竭，肺性脑病收入院。患者呼吸困难，神志呈嗜睡状态，时而烦躁。当时查血气，$PaCO_2$79.6mmHg，$PaO_2$48.2mmHg，$SaO_2$77%，患者逐渐出现昏迷状态。经吸氧和给予呼吸兴奋剂的同时，进行中医辨证治疗。

方药：菖蒲15g，郁金15g，远志15g，枳壳15g，胆南星15g，竺黄15g，陈皮15g，半夏15g，川贝20g，甘草10g，水煎服，每日1剂早、晚分服。神志逐渐恢复，血气动态观察明显好转。

祛痰化瘀汤……治疗肺性脑病

杨生坤医师（浙江省桐乡市第一人民医院，邮编：314500）采用自拟祛痰化瘀汤治疗肺性脑病，收到较好疗效。

【绝技妙法】

慢性肺原性心脏病，病机表现为心肺肾虚、痰瘀内伏的本虚标实之证。正虚则易感风寒，并引动伏邪，形成内外之邪相合，郁而化热。痰热壅肺，瘀血阻络，痰瘀上犯脑府，成为肺性脑病，神志为之昏昧。治疗应侧重于祛痰开窍，化瘀通腑。

【常用方药】

祛痰化瘀汤组成：丹参、益母草各20g，当归、地龙、郁金、石菖蒲、枳壳、葶苈子、黄芩各10g，桔梗8g，鱼腥草30g，

生大黄、生甘草各 6g。

随证加减：

气虚加党参、黄芪，阴虚加北沙参、麦冬，痰多加礞石滚痰丸，谵语躁动加安宫牛黄丸。每日 1 剂，水煎温服。并根据具体病情，适当采用抗感染、吸氧、纠正电解质紊乱和酸碱平衡等西医常规疗法。治疗 1 周为 1 个疗程。

祛痰化瘀汤中石菖蒲化痰开窍，桔梗祛痰宣肺，枳实泻痰消积，葶苈子泻肺行水，荡涤顽固之热，丹参、益母草、当归、地龙、郁金、生大黄化瘀通腑，黄芩、鱼腥草清肺解毒，甘草调和诸药。“急则治其标”，故本方以祛邪为主，待病情好转，邪祛大半后，可酌加补益之品，以巩固疗效。

【验案赏析】

沈某，男性，64 岁。有慢性咳嗽史 20 年，曾反复发作，平时能从事轻微劳动。2d 前因受凉后发病，咳嗽，痰多黄稠，不易咳出，气急不能平卧，纳差。时见神志朦胧，口唇紫绀，两肺部闻及大量湿啰音，下肢浮肿，小便量少。舌质紫黯、苔黄腻，脉滑数。胸片示右心室扩大，两肺纹理增粗，两肺下段有炎症性阴影。心电图检查示明显肺型 P 波。血常规示白细胞计数明显升高，中性 85%。

入院后即静滴青霉素 640 万单位，每日 2 次，注射氨茶碱 0.5g，每日 1 次，并适当加用强心、利尿药物，间歇吸氧。治疗 3d，未见明显好转，大便 3d 未解。证属痰瘀壅塞心肺，上蒙清窍，治拟祛痰化瘀，投以祛痰化瘀汤原方，1 剂 /d。3d 后咳嗽减轻，咳痰减少，色白易咳出，渐能平卧，神志转清，药后解大便 1 次量多。上方去大黄，加党参 10g。4d 后病情大有好转，能平卧，可下床走动，食欲增加，小便量多，大便每日 1 次，肺部听诊两肺湿啰音明显减少，下肢浮肿消退，血常规复查示，白细胞计数正常，中性 70%。继续用上方加减治疗 1 周，临床治愈出院。

三、哮喘持续状态

人参鹿茸附子汤……治疗支气管哮喘持续状态

张宗林医师(海南省中医院，邮编：570203)运用人参鹿茸附子汤治疗支气管哮喘持续状态，疗效满意。

【绝技妙法】

《景岳全书·喘促》说："虚喘者无邪，元气虚也"。故对支气管哮喘持续状态的患者，中医诊断为喘脱，以大补元气、扶阳固脱为法，以快速恢复元气虚损为治疗目的，所以人参、鹿茸、附子不能只按常规治疗量使用，而是以患者服药后身体是否出现热象来作为决定其用量的标准，因为只有当患者服用人参、鹿茸、附子后出现了热象，才能说明命门之火得以温煦，元气得到恢复。

【验案赏析】

患者，男，57岁，退休干部，2000年3月9日就诊。主诉气促、喉中哮鸣有声、反复发作多年，加剧伴张口抬肩，鼻翼煽动，不能平卧1d。患者15年前开始出现气促，喉中哮鸣有声反复发作，多次住院治疗，诊断为支气管哮喘，经静滴氨茶碱、地塞米松和抗感染等治疗，均能控制哮喘发作。患者1d前因天气变寒冷后又出现气促、喉中哮鸣有声发作，在省人民医院门诊诊断为支气管哮喘，给予低流量吸氧、静滴氨茶碱和地塞米松及静滴头孢呱酮钠抗感染治疗，病情未有任何缓解，因病情已发展至支气管哮喘持续状态，西医常规抢救治疗无效，患者及家属要求中医救治。接诊时患者表现为端坐体位，气促，喉中哮鸣有声，张口抬肩，鼻翼煽动，不能平卧，面青肢冷，口唇紫绀，舌苔白滑，舌质灰暗，舌体稍后坠，脉沉细弱。中医诊断为喘脱，扶阳固脱为治。施以人参鹿茸附子汤：高丽参 10g，梅花鹿茸 10g，熟附子 30g，炖 1h 后内服。服药后 20min 患者症状无改善，仍表现为一派阴寒内盛之象，继以高丽参 10g，梅花鹿茸 10g，熟附子 30g，炖 1h 后内服。服药 20min 后患者出现精神稍好转，气促、喉中哮鸣有声、张口抬肩、鼻翼煽动减轻，已能半坐，舌质淡灰，无舌后坠，脉细弱。考虑予人参鹿茸附子汤治疗后哮喘发作的症状减轻，但各种症状尚未出现任何内热之象，又继续以高丽参 10g，梅花鹿茸 10g，熟附子 30g 炖 1h 后内服，服药 20min 后气促消失，喉中哮鸣有声消失，呼吸平顺，无张口抬肩及鼻翼煽动，能平卧，后调治痊愈。

【按语】此例支气管哮喘持续状态经人参鹿茸附子汤抢救治愈，但抢救过程中人参、鹿茸、附子的用量远远超过《中医学》教材所言内服最大用量。此治疗方法是否值得推广，望谨慎研究。

自拟克哮汤加减合二参蛤蚧散……治疗哮喘持续状态

陈书新医师（山东省枣庄市薛城区中医医院，邮编：277000）运用自拟克哮汤加减合二参蛤蚧散治疗哮喘持续状态患者，收到较好的疗效。

【绝技妙法】

哮喘持续状态，现代医学认为是由气管平滑肌持续痉挛状态与变应性炎症渗出增多而致气道通气受阻的病变。中医学认为，此症乃内结伏痰，被新邪激发，痰起浮涌，阻塞气道，气击痰鸣，呼吸有声，摇肩撷肚，倚息不得卧，痰风不息，哮喘不止，发作持续。故治疗以涤痰熄风、肃肺平喘为法则。

【常用方药】

除常规暂时维持吸氧、输液、长期应用大剂量激素者逐渐递减至撤除外，停用其余西药。口服自拟克哮汤及二参蛤蚧散治疗。

治疗方法：

克哮汤组成：葶苈子 20g，炙麻黄、杏仁、椒目、川厚朴、枳实各 10g，地龙、蝉蜕、桃仁各 15g，五味子 5g。

随证加减：

兼风寒外束、肺气不宣，加细辛 3g，白芍 10g，干姜 5g，桂枝 10g；痰热壅肺、肺失肃降，加生石膏 30g，金银花 20g，黄芩 10g，全瓜蒌 15g，冬瓜子 20g；湿痰壅盛，加半夏 10g，陈皮 10g，白芥子 5g；大便不通，应通肺泻浊，开上启下，加大黄 10g，瓜蒌仁 20g；肺肾两虚，真元欲溃，加人参 10g，附子 10g，肉桂 3g，麦冬 10g，沉香 3g 等。上药水煎，两汁取 500mL，分 3 次温服，每日 1 剂。

二参蛤蚧散组成：红参 60g，三七参 30g，蛤蚧 3 对，研制成粉。每次服 5g，日服 3 次，用药汁或温开水送服。

克哮汤方中，葶苈子、椒目、炙麻黄涤痰涎，劫哮平喘；地龙、蝉蜕熄风止痉，缓解各种内外风邪所导致的挛急，宣畅气道，肃肺靖喘；与枳实、川厚朴、杏仁、甘草相伍，加强扩张支气管、解除支气管平滑肌痉挛的作用，并能消除因哮喘而致的胸胁痞闷。肺为多气少血之脏，肺气郁，气不帅血，血行不畅，故辅桃仁以活血，改善肺部血液循环。佐五味子收敛肺气，防麻黄宣发太过。然哮喘病日久，穷必及肾，元真亏耗，肾不纳气，慌张气怯，汗出神疲，上闭下脱之势堪虞，故用二参蛤蚧散急培元固脱，纳气归肾。汤散相合，共收涤痰利肺、扩张气管、活血化瘀、培元固脱之功，补泻兼施，标本同治。通过临床观察，试验组在哮喘的显效及有效方面明显优于对照组，且患者多于服本方数小时后哮喘明显减轻，甚至可拔除氧气也能安然入睡，且心率减慢，醒后精神轻爽，这是单纯使用西药难以取得的效果。另外，对辨证属冷哮的患者取效轻捷，热哮合并感染者收效较慢。

四、自发性气胸与血气胸

中医辨证……治疗自发性气胸

韩　云、何德平、黄东晖等医师（广州中医药大学附属广东省中医院，邮编：510120）运用中医辨证治疗自发性气胸，疗效满意。在中医文献中，气胸尚无记载，多见中医之“胸痹”、“胁痛”、“咳嗽”、“喘证”、“肺胀”范畴。

【绝技妙法】

中医认为气胸病位在肺，与脾肾有关。肺主气司呼吸，开窍于鼻而外合皮毛，为五脏六腑之华盖。若先天禀赋不足，饮食起居失调，嗜食烟酒，劳累过度，致气机逆乱，肺失宣降，肺虚久损，肺叶破损，气入胸胁，发为气胸。肺叶萎缩，气机逆乱，气滞血瘀，则瘀阻心脉，心阳虚损，危及生命。同时病后体虚，易感外邪，加重病情，以致影响胸膜的修复。

本病病机为本虚标实，经云：“邪之所凑，其气必虚”，气虚乃素体不足，标实为痰热，气滞血瘀壅滞胸，压缩肺叶。病理特点为虚实夹杂，以整体为虚，局部为实。病位在肺或胸廓之内。

【常用方药】

中医辨证分型及治疗：

(1) 痰热壅肺

证见：

胸痛、咳嗽、气促、咯痰黄稠、口干、大便秘结、尿黄、舌苔黄厚、脉滑数。

治法：

清热涤痰，行气止痛。

处方：桑白皮汤加减，桑白皮15g，大黄10g，黄芩15g，瓜蒌皮15g，浙贝母12g，鱼腥草30g，苏子9g，法半夏12g，枳壳12g，苇茎30g，白及30g，葶苈子30g。

(2) 气滞血瘀

证见：

用力劳伤后突然胸痛、气促、咳少、胸闷、舌质淡暗、脉弦。

治法：

疏肝理气，祛瘀止痛。

处方：柴胡疏肝散加减，柴胡12g，白芍30g，香附12g，郁金24g，白及30g，丹参20g，桃仁10g，红花5g，川芎10g，陈皮5g。

(3) 肺脾两虚

证见：

年老体弱，长期有肺气肿，慢性咳嗽史，劳倦后突然胸闷、胸痛、咳嗽、气促、纳呆、口淡、舌质淡、苔白、脉细。

治法：

健脾补肺。

处方：补肺汤加减，陈皮9g，紫菀12g，党参24g，五味子9g，白及30g，法半夏12g，桑白皮15g，阿胶（烊化）15g，山茱萸15g，紫河车15g。

中医药治疗自发性气胸无文献可查。目前，国内对自发性气胸的中医药治疗多是按各自的认识角度进行辨证分型治疗，或以基础方、单方、验方加减治疗。不论如何辨证分型治疗，都应考虑到自发性气胸整体虚和局部实（因肺泡破裂造成的肺络受损、气滞血瘀）的情况，故而在辨证分型治疗的基础上，各型均加用白及粉补肺生肌、田七末活血化瘀以改善病变部位血液循环、减少渗出、促进肺泡与脏层胸膜破裂口的愈合、加速气体的吸收。对于肺压缩 >30%，临床症状突出，患者难以耐受者配合使用人工排气使胸中积气迅速排出以救燃眉之急，此所谓“急则治其标”。本观察中，对患者进行辨证分型治疗，配合使用中成药，总有效率达 94.2%。说明纯中医治疗，正确使用中成药。对治疗自发性气胸不失为一种行之有效的方法。

升陷汤……治疗自发性气胸

于金源、王增祥医师（山东省潍坊市中医院，邮编：261041）采用升陷汤结合西医常规治疗自发性气胸，收到较好疗效。

【绝技妙法】

自发性气胸与《医学衷中参西录》中所论述之“胸中大气下陷，气短不足以息，或努力呼吸，有似乎喘；或气息将停，危在顷刻”极为相似，故本病当属“大气下陷证”。张锡纯先生观察到“本证多得之力小任重，或努腹力作，种种病因不同”，与气胸诱因一致。病情中“其剧者，呼吸将停，努力始能呼吸”，危在顷刻，与张力性气胸临床表现一致。大气者，充满于胸中，以司肺呼吸之气也；能撑持全身，为诸气之纲领，包举肺外，司呼吸之枢机。大气为内气，呼吸之气为外气，人觉有呼吸之外气与内气不相接续者，即大气虚欲陷，不能包举肺外所致。

【常用方药】

治疗方法：

患者均采用西医常规治疗措施，绝对卧床休息并持续吸入高浓度氧（面罩呼吸，氧流量3L/min）、抗感染、镇咳；张力性气胸、双侧气胸、呼吸困难明显、肺压缩程度较重的患者，立即胸膜腔穿刺抽气及行胸腔闭式引流术胸腔减压术。

在上述治疗基础上给予升陷汤（生黄芪30g，知母9g，柴胡6g，桔梗6g，升麻6g）水煎服，每日1剂。

随证加减：

胸痛明显者加丹参30g，乳香、没药各6g；气急、紫绀明显者加人参12g，萸肉20g；咳吐黄痰者加黄芩15g，桑白皮10g，鱼腥草30g；痰黏稠不易咳出者加川贝母10g，炙皂荚10g；水肿者加车前子（布包）15g，泽兰15g；四肢不温、口唇紫绀者加附子（先煎）6g，桂枝15g，干姜10g；大便稀次数较多者加茯苓15g，炒白术10g。

升陷汤以黄芪为君，因黄芪善补气，善升气，且其质轻松，与胸中大气有同气相求之妙，惟其性稍热，故以知母之凉润者以济之；柴胡、升麻能引大陷之气上升；桔梗载诸药之力上达胸中，故用之为向导。再加丹参、乳香、没药以活血祛瘀止痛；人参、山萸肉收敛气分之耗散；黄芩、桑白皮、鱼腥草以清肺热；川贝母、炙皂荚以润肺化痰；车前子、泽兰以利水消肿；附子、桂枝、干姜以回阳救逆；茯苓、炒白术以健脾渗湿止泻。故收效显著。本方无明显寒热偏性，补而不滞，升而不浮，配伍严谨，疗效理想，值得临床推广应用。

复元活血汤……治疗创伤闭合性血气胸

姜凡军医师（河南省商丘市第四人民医院，邮编：476100）运用复元活血汤加减为主治创伤闭合性血气胸，取得较好疗效。

【绝技妙法】

祖国医学认为胸为心肺所居，胁为肝之分野，肺主气，心主血，肝藏血，胸胁外伤必内及气血，所以外伤性闭合性血气胸，既有外伤的局部症状，又有内损脏腑气血经络等内伤病症。

从病因病理来说，外力造成胸胁挫伤，骨折筋离，脉络破损，气滞血瘀，离经之血瘀积胸膈者谓之血胸；气道破裂，气留胸膈，宣降失司，气机壅滞者，谓之气胸。

【常用方药】

复元活血汤药物组成：桃仁 10g，红花 6g，苏木 10g，天花粉 10g，当归 10g，穿山甲 9g，柴胡 6g，大黄 10g，三七粉 6g（分 2 次吞服）。

随证加减：

痛胀闷较甚者加制香附 6g，酒炒元胡 10g，郁金 10g，制没药 10g；气喘咳嗽加旋复花 12g，莱菔子（包煎）10g，葶苈子（包煎）10g；痰滞不爽色黄者加鱼腥草 30g，黄芩 10g，贝母 10g，瓜蒌皮；腑气不通腹胀便秘者加重大黄量至 15g，番泻叶 10g。水煎，饭前温服，2 次 /d，一般 7d 为 1 个疗程。

大量血、气胸患者经前期 1 ~ 2 个疗程治疗，临床体征缓解，气胸得以控制，胸片复查积液明显（抽出积液见色淡质稀）者，原方去活血化瘀药物加益气健脾，温化积液的苓桂术甘汤，药用茯苓10g，桂枝6g，柴胡6g，白术10g，甘草6g，半夏10g，陈皮5g，牛膝10g，咳嗽气短，气虚明显者加黄芪30g，玉竹15g；小便不利者，加木通6g，车前草12g，萆薢10g；呼吸严重困难咳嗽气喘，痰液难出者，取半卧位或坐位以保持呼吸道畅通，同时输氧或在严格无菌操作下立即作抽气或抽血处理；严重血气胸有反常呼吸者，应行胸腔闭合引流，以缓解呼吸困难，并给予适量的输液，抗菌治疗。并发骨折部位，若机体条件许可，应作必要的常规处理，尤其是移位明显的多根或多段肋骨骨折影响呼吸功能者，应常规予以肋骨牵引，避免断端刺破胸壁，造成再次出血。

复元活血汤出自《医学发明》，方用柴胡、当归、红花、穿山甲、天花粉、大黄、桃仁、苏木等，组方严谨，配伍恰当具有活血祛瘀、疏肝通络之功，专治跌打损伤，瘀阻胸胁痛不可忍等症。胸胁部位为人体气机出入之枢纽，一旦胸胁受伤，血瘀必气滞、气滞致血瘀，二者在病理上可互为因果。

方中虽有柴胡等入肝胆、宣气行郁，但偏于活血祛瘀故伤气，气滞重者需酌加陈皮、香附、郁金之类，以助行气之力；气逆者加旋复花、苏子、葶苈子之类以恢复气机运行，桃仁、当归活血祛瘀，大黄既有泻下，又有活血祛瘀之功，诸药相结合，共奏活血祛瘀，通络止痛之功。“气为血之帅，气行则血行”，气血运行，脉络通畅，疼通自平。

病情严重者，必须中医辨证与西医辨证相结合。分辨轻重缓急，采取有效治疗措施，严密观察生命体征变化，密切注意胸腔内出血情况，及时诊断处理合并损伤，并采用现代医学手段，如人工呼吸机的应用，给予吸氧、吸痰、抽气、抽血、闭式胸腔引流及抗生素和激素等治疗。失血过多的患者尚需补充血容量，给予必要的输血、输液，保持体液平衡，以防休克。

值得注意的是：在治疗本病时，不要忘记治疗合并症如慢支、肺结核等，一旦人体抵抗力下降，这些病症很容易复发。

如若肺内及气管的实质损伤，肺的容降功能受限致水湿内停者，应限制输液量，并以胶体液为主，可在使用利尿剂的同时输入适量的血浆白蛋白（或血浆），必要时亦可输入全血，使体液调整达到负平衡状态。

补肺汤……治疗自发性气胸

刘勤建、孟　捷（河南省周口市中医院，邮编：466000）、李俭胜医师用中药补肺汤治疗自发性气胸，疗效明显。

【绝技妙法】

自发性气胸患者多身体瘦长，表现为肺气不足之证，多由突然或用力过度，导致肺络损伤，气虚血瘀而成。选用补肺益气养阴之品，以改善病变部位血液循环，减少渗出，可以促进肺泡与脏层胸膜破裂口之愈合，加速气体吸收。

中医尚无“自发性气胸”这个病名，根据临床表现，应属“喘证”的范畴。发病机理当为肺气不足。治宜补肺益气养阴。凡肺组织萎缩60%以下（症状不太重，患者能耐受），均可单用补肺汤治疗，绝大多数患者可在2～3周内气体吸收，肺膨胀，取得较满意的疗效。

治疗方法：

采用补肺汤治疗。

【常用方药】

药物组成：生黄芪30～60g，人参10～15g，熟地20g，五味子6g，炙紫菀9g，桑白皮10g。每日1剂，水煎服。咳重痰多加浙贝母;便秘加大黄。15d为1个疗程,连续治疗2~4个疗程。

补肺汤功能补肺益气养阴,其中人参、黄芪补肺益气,熟地补阴,五味子收敛肺气,紫菀、桑白皮化痰清利肺气。诸药合用,促进气体吸收,缩短了疗程。

血府逐瘀汤合补肺汤……治疗特发性气胸

张京楠、武玉兵(山东省沂水市中心医院,邮编:276400)、刘向丽医师应用血府逐瘀汤合补肺汤治疗特发性气胸,疗效满意。

【绝技妙法】

治疗方法:

以血府逐瘀汤合补肺汤治疗。

【常用方药】

血府逐瘀汤药物组成:桃仁、当归、川芎、赤芍、枳壳、桔梗各10g,柴胡、红花、生甘草各6g,生地12g,川牛膝15g。

随证加减:

胸部刺痛剧烈加制乳没6g,制延胡10g,三七粉(分冲)3g;血瘀气滞,胸闷者加沉香6g,郁金10g;平素体虚,气短乏力者加黄芪30g,党参15g;咳嗽痰黄加黄芩6g,鱼腥草30g,液气胸者加葶苈子、泽泻各15g。

补肺汤组成:生黄芪、牡蛎各30g,党参20g,麦冬、当归、白术各10g,白及、百合各15g,三七粉(分冲)3g,炙甘草6g。均卧床休息，先以血府逐瘀汤治疗，每日1剂煎服，7d为1个疗程。肺压缩在60%以上或胸痛并呼吸困难者，行胸腔穿刺抽气治疗，1次/d，经1个疗程治疗胸痛、胸闷减轻。无呼吸困难者改服补肺汤，每日1剂煎服，15d为1个疗程，连服1～2个疗程。

特发性气胸初期因血瘀气滞明显，故用血府逐瘀汤主治，行血分之瘀滞，解气分之郁结，改善病变部位的血液循环，减少渗出，加速气体吸收，第二疗程开始改用补肺汤治疗，方中黄芪、党参、白术、百合、麦冬益气养阴补肺，佐当归、三七活血化瘀，消肿止痛，白及入肺，补肺生肌，牡蛎软坚散结，配三七能抗损伤组织纤维化，甘草调和诸药。合之能益气补肺，化瘀生肌，改善病变部位的血液循环而加速伤口愈合和气体吸收，缩短治愈时间。

清热滋阴泻肺汤……治疗自发性气胸

曾立崑医师（新化县中医院，邮编：417600）采用清热滋阴泻肺汤治疗自发性气胸，疗效满意。

【绝技妙法】

临床观察表明：对于支气管炎、肺气肿、喘息症、肺结核、尘肺病等病症且属肺阴虚的患者，由于肺火旺盛致使肺络受阻，肺泡壁破裂，空气透过隙门进入胸腔而成气胸。因而其应先清热润燥，后养阴生肌。故立清热泻肺滋阴泻肺汤治之。

治疗方法：

采用清热泻肺、养阴生津的清热滋阴泻肺汤治疗。

【常用方药】

药物组成：葶苈子、桑皮、地骨皮、杏仁、青蒿、条芩各10g，白及、麦冬各20g，甘草6g。

随证加减：

支气管炎合并气胸者，加鱼腥草15g，尖贝6g；肺气肿合并气胸者，加苏子10g，款冬花10g；哮喘合并气胸者，加地龙6g，麻黄6g；肺结核合并气胸者，加白薇10g，吊线风10g。

方中葶苈子、桑白皮、杏仁泻肺为君；青蒿、地骨皮、条芩清热为臣；麦冬、黄精养阴，白及生肌为佐；甘草协和诸药。诸药共伍，共奏清热泻肺，养阴生肌之效，使肺损者而复生之，肺燥者而得润之。

【验案赏析】

陈某，男，49岁，衡南县厂矿工人。患者诉1992年开始在铂矿井下作业，长期接触灰尘。1994年10月突然出现气迫的症状，经医院照片检查示：尘肺期合并气胸。采用导管排气并结合抗痨治疗，30d后患者气促稍好，但仍时有发作，于1995年10月求诊于笔者。现患者气迫胸闷，呼吸困难，有时胁痛，口微干，眼睑青，唇干青紫。查：舌苔微黄，舌下脉络青紫，脉细滑而数。诊断：尘肺并气胸。辨证：肺郁燥热，气郁不宣。治则：清热泻肺，行气养阴。主方清热养阴泻肺汤：葶苈子10g，桑皮10g，地骨皮10g，黄精10g，白及20g，枯草10g，白薇10g，吊线风10g。每天1剂，水煎，3次服。6d为1个疗程。30剂后患者胸闷、气迫消失，睑目转红，食欲增加，脉转虚弱，故在原方中加白参（另包磨调）3g，田七6g。续服30剂，患者症状消失。X光摄片检查：气胸消失。

血府逐瘀汤……治疗血气胸

王　波、余文才医师（贵阳中医学院二附院）对开放性血气胸行急症胸腔闭式引流术后即给予血府逐瘀汤加减治疗，获得了满意的疗效。

【绝技妙法】

胸部开放性伤的血气胸临床较多见。由于胸腔特殊的生理环境，伤后易积气积血，肺萎缩。虽经胸腔闭式引流术可将气、血排出体外，但附着在肺、胸膜上的极少量残血，以及气血刺激后在肺与胸膜上有纤维素渗出、覆盖，使肺、胸膜的活动幅度受到一定的限制，且有牵扯痛。再加上胸壁较薄，血管、神经丰富，伤后疼痛明显，且难愈。根据祖国医学有关外伤、瘀和疼痛的理论，认为外伤胸壁血脉，导致血瘀，瘀阻气滞，肺气不宣。瘀阻脉络，不通则痛。选用血府逐瘀汤治疗该病。

治疗方法：

全部患者予以急症胸腔闭式引流术、抗炎、给氧。术后立即给予中药治疗。祖国医学认为外伤血脉，则血瘀，瘀阻气滞，肺气不宣。治以活血化瘀、宣肺理气止痛。方药以血府逐瘀汤为基本方。

【常用方药】

方药如下：当归 15g，生地 12g，桃仁 12g，红花 6g，枳壳 12g，赤芍 12g，柴胡 15g，甘草 3g，桔梗 10g，川芎 12g，牛膝 12g。

随证加减：

出血量少，肺被压缩明显者加瓜蒌、薤白。出血量较多，重用桃仁、红花、赤芍、当归。胸痛甚者加白芍、玄胡。上方煎水服，每日 3 次，200～300mL/次。

血府逐瘀汤中当归、桃仁、红花、赤芍、川芎活血化瘀为主药，如瘀血较甚用量宜大，反之用量宜小。生地配当归调血活血，使瘀祛而不伤阴血。牛膝祛瘀而通血脉。柴胡、枳壳、桔梗，疏畅胸中气滞，气行则血行。甘草调和诸药。全方共奏活血化瘀、宽中行气、止痛之功，以达血行瘀祛，诸症可愈，使用该方可使病程缩短，疗效提高，防止复发，它是治疗血气胸术后的有效方剂，疗效确切。该方活血祛瘀药物较集中，攻力较猛，如遇孕妇、经期者应慎用。如遇体质较虚弱的要助以补益之品，以达瘀祛不伤正。

【验案赏析】

李某，男，29岁。右胸部被他人用尖刀刺伤0.5h，感右胸部疼痛，胸闷、气促、面色白、唇紫绀。查体：右胸锁中线第3肋间隙有一约1.5cm的刀口，有少许气体溢出，伤区皮下有气肿，触之有捻发音，气管移向健侧。X线：肺已完全被压缩，液平面位于第6肋。入院后立即给予胸腔闭式引流术，术后给予抗炎、输氧，给予血府逐瘀汤加瓜蒌、薤白、玄胡、白芍各12g，每日1剂。术后第3天呼吸音恢复，X线示肺已完全扩张，出血止，胸腔内已无血液。患者仍感胸痛且有牵扯痛；呼吸动度受限。拔管后继续服中药3剂，上症完全消失。复查X线肺纹理清晰，活动度好。无何不适，出院后随访1年无复发。

活血行气汤……治疗多发性肋骨骨折合并血气胸

活血行气汤是我院已故省名老中医许锯材先生祖传经验方，具有行气散瘀、止咳镇痛、和营续骨之功。石庆培、嵇国良医师（高邮市中医院，邮编：225600）应用该方治疗多发性肋骨骨折合并血气胸，效果良好。

【绝技妙法】

多发性肋骨骨折合并血气胸，早期病理变化主要表现为血瘀、气滞、骨断、痰饮停留。治疗重点应当是促进破裂之口闭合，加速瘀血的消散，恢复升降失调的气机，以冀肺气宣发肃降功能正常，骨折早日愈合。

而活血行气汤基本方的组成原则就是根据以上的病理变化选择了参三七、白及止血，且白及配乳、没生肌以闭破裂之口，元胡、川郁金活血散瘀并行气止痛，香附行血中之气，枳实破气行痰，半夏燥湿化痰，桔梗开宣肺气、止咳化痰，南沙参润肺止咳、益气化痰，地鳖虫祛瘀接骨。诸药合用，则宣上、畅中、导下，气机升降和调，瘀祛、新生、骨合。运用时根据临床寒热虚实之变化，熟练掌握现代医学技术，药物必需随证加减。作一些必要的应急处理，才能更好发挥本方的作用。

【常用方药】

活血行气汤基本方：参三七（研末冲服）6g，白及（研末冲服）9g，制乳没（各）（先煎）12g，酒炒元胡 9g，川郁金 9g，制香附 9g，枳实 6g，制半夏 6g，桔梗 6g，南沙参 9g，地鳖虫 12g。水煎温服，早、晚各服 1 次，连服 2～3 周。

随证加减：

咳嗽气喘甚者，加旋复花、沉香、代赫石；痰滞不爽色黄者，加黄芩、贝母、鱼腥草；腹胀便秘者，加大黄、番泻叶；胸腔积血量多，加葶苈子、大枣、泽兰；肺气虚，加西洋参；病程后期，加当归、白术、骨碎补等。外治患者睡功能床，床头升高，呈半卧姿势，胸壁外伤局部敷许氏 I 号敷药，后期改贴许氏大膏药，弹力胸带包扎制动。

特珠处理：间断吸氧 39 例，吸痰 6 例，抽气抽血 16 例，胸腔闭合引流 4 例（给予适量抗生素），肋骨牵引 1 例。

护理：鼓励咳痰，避风寒，忌辛辣及甜食。

【验案赏析】

沈某，男，41岁，农民。住院号32－8160，X线摄片号：2834。患者于1982年6月9日不慎被拖拉机压伤右胸部，当即疼痛难忍，呼吸困难，急送我院就诊。查体：右侧胸壁肿胀，压痛明显，触之有捻发音和骨擦音，胸廓对挤试验阳性，血压12/8kPa，心率112次/min；舌淡苔薄白，脉弦细数。X线片示：右肺外缘无肺纹理，肺组织压缩1/2，纵隔稍向左移，右肋膈角消失，右侧6,7,8,9肋骨骨折，其中第9肋2处骨折。B超显示液平面位于4～5前肋间。诊为多发性肋骨骨折合并血气胸。治疗：活血行气汤加减。连服4周，结合外治，并在无菌条件下分3次抽积血1600mL，输血1000mL。1周后症状缓和，呼吸平稳，疼痛减轻。4周后摄片有骨痂生长，2个月后摄片及B超复查示骨折愈合，血气胸吸收正常，随访至今无任何不适。

复元活血汤……治疗创伤闭合性血气胸

李有娟、周林宽医师（浙江省富阳市中医骨伤科医院，邮编：311900）运用复元活血汤加减为主治疗创伤闭合性血气胸，取得较好疗效。

【绝技妙法】

祖国医学认为胸为心肺所居，胁为肝之分野，肺主气，心主血，肝藏血，胸胁外伤必内及气血，所以外伤性闭合性血气胸，既有外伤的局部症状，又有内损脏腑气血经络等的内伤病症。从病因病理来说，外力造成胸胁挫伤，骨折筋离，脉络破损，离经之血瘀积胸膈者谓之血胸；气道破裂，气留胸膈，宣降失司，气机壅滞者，谓之气胸。临床上以伤气、伤血、气血两伤、脏腑受损作为辨证依据，并结合 X 线检查，仔细分析，可作出明确诊断。

【常用方药】

复元活血汤药物组成：桃仁 10g，红花 6g，苏木 10g，天花粉 10g，当归 10g，穿山甲 9g，柴胡 6g，大黄 10g，三七粉（分 2 次吞服）6g。

随证加减：

胸痛胀闷较甚者加制香附 6g，酒炒元胡 10g，郁金 10g，制没药 10g。气喘咳嗽加旋复花（包煎）12g，莱菔子 10g，葶苈子 10g。痰滞不爽色黄者加鱼腥草 30g，黄芩 10g，贝母 10g，瓜蒌皮 10g。腑气不通腹胀便秘者加重大黄量至 15g，番泻叶 10g。水煎，饭前温服，每日 2 次，一般 7d 为 1 个疗程。

大量血、气胸者若经前期 1 ～ 2 个疗程治疗，临床体征缓解，气胸得以控制，胸片复查积液明显（抽出积液见色淡质稀）者，原方祛活血化瘀药物加益气健脾、温化积液的苓桂术甘汤，药用茯苓 10g，桂枝 6g，柴胡 6g，白术 10g，甘草 6g，半夏 10g，陈皮 5g，牛膝 10g。咳嗽气短，气虚明显者，加黄芪 30g，玉竹 15g，小便不利者，加木通 6g，车前草 12g，萆薢 10g。呼吸严重困难，咳嗽气喘，痰液难出者，取半卧位或坐位以保持呼吸道通畅，同时输氧或在严格无菌操作下立即作抽气或抽血处理，严重血气胸有反常呼吸者，应行胸腔闭合引流，以缓解呼吸困难，并给予适量的输液、抗菌治疗。并发骨折部位，若机体条件许可，应作必要的常规处理，尤其是移位明显的多根或多段肋骨骨折影响呼吸功能者，应常规予以肋骨牵引，避免断端刺破胸壁，造成再次出血。

复元活血汤出自《医学发明》，方用柴胡、当归、红花、穿山甲、天花粉、大黄、桃仁等，组方严谨，配伍恰当，具有活血祛瘀、疏肝通络之功，专治跌打损伤、瘀阻胸胁痛不可忍等。胸胁部位为人体气机出入之枢纽，一旦胸胁受伤，血瘀必气滞，气滞致血瘀，二者在病理上可互为因果。方中虽有柴胡等入肝胆，宣气行郁，但偏于活血祛瘀，故伤气、气滞重者需酌加陈皮、香附、郁金之类以助行气之力；气逆者加旋复花、苏子、葶苈子之类。“气为血之帅，气行则血行”，气血运行，脉络通畅，疼痛自平，病情严重者，必须中医辨证与西医辨病相结合，分辨轻重缓急，采取有效的治疗措施，严密观察生命体征变化，密切注意胸腹内出血情况，及时诊断处理合并损伤，并采用现代医学手段，如人工呼吸机的应用，给予吸氧、吸痰、抽气、抽血、闭式引流及抗生素和激素等治疗。失血过多的患者尚需补充血容量，给予必要的输血、输液，保持体液平衡。如若肺及气管的实质损伤，肺的宣降功能受限致水湿内停者，应限制输液量，并以胶体液为主，可在使用利尿剂的同时输入适量的血浆白蛋白（或血浆），必要时亦可输入全血。使体液调整达到负平衡状态。

五、咯 血

中医……治疗肺结核咯血

张光霞（福建南靖县防疫站，邮编：363600）、黄朝晖医师运用自拟护肺止血汤合云南白药治疗肺结核咯血，并与西药治疗进行对比，疗效满意。

【绝技妙法】

中医认为肺结核是慢性消耗性疾病，其发病过程使人体皮毛、血脉、肌肉、筋骨逐渐受损。因此，我们遵循关幼波老先生教诲，“急则虽治标，固本更重要”、“血证必有瘀阻，止血勿忘通络”。

患者均根据《中国结核病防治规划实施工作指南》制定的抗痨治疗方案，初治涂阳方案治疗组加服自拟护肺止血汤。

【常用方药】

处方：太子参30g，沙参、百合、麦冬各15g，五味子6g，仙鹤草30g，花蕊石、郁金、炒藕节各15g，枇杷叶、海浮石、川贝各10g，甘草6g。每日1剂，水煎分2次服。云南白药0.15g，每日3次。

自拟护肺止血汤以太子参、沙参、百合、麦冬、五味子气阴双补，扶正固本；仙鹤草、藕节、郁金、花蕊石、云南白药止血化瘀，凉血护络；枇杷叶、海浮石、川贝肃降肺气，化痰止咳，全方达到标本兼顾，止血不留瘀，治痰不留邪的目的。通过临床观察，本疗法的显效率和止血时间均优于西药对照组，值得临床进一步探讨。

自拟润肺宁络汤……治疗肺结核后咯血

孙长明、杜天虹医师（山东省博兴县结核病防治所，邮编:256512）根据患者的病理改变结合中医理论自拟润肺宁络汤治疗肺结核后咯血患者，取得了较好效果。

【绝技妙法】

根据中医理论肺结核病位在肺，肺为华盖，喜润恶燥。肺结核病理性质为阴虚，阴虚则阳亢，阳亢则火旺，火旺灼伤肺络，血热妄行则咯血。中医认为人生天地之间浑然一体，与自然息息相通，人体内的阴阳随着自然气候的变化而变化。春季阳气上升，地热蒸腾，人感自然之气而阳热生，阳热盛则易生火灼上肺络而咯血；秋令干燥，燥伤肺阴而生火灼肺咯血。针对阴虚肺热，灼上肺络的病理机制采用滋阴润肺，宁络止血的治法。

治疗方法：

予自拟润肺宁络汤。

【常用方药】

组方：生地 15g，熟地 12g，西洋参 10g，麦冬 10g，百合 10g，白芍 10g，当归 12g，川贝 10g，玄参 10g，白及 10g，茜草 10g，藕节 15g，鲜白茅根 20g。

服用方法：

每日 1 剂，水煎服，5d 为 1 个疗程。

同时嘱患者忌辛辣，多饮水，多食水果。每年春、秋两季节初期应用麦冬、生地、玄参等量代茶饮。

自拟润肺宁络汤以生地、熟地为君，滋阴补肺，生地兼具凉血止血；以麦冬、百合、川贝、西洋参为臣，润肺养阴，化痰止咳；佐以白及、白茅根、茜草、藕节凉血止血，玄参滋阴凉血清虚火，当归、白芍养血润燥滋阴；使以生甘草调和诸药。合而用之，可使阴液渐充，虚火自清，肺肾得养，血络安宁，咯血自止。

【验案赏析】

患者，男，69岁。于1999年2月患“干酪性肺炎”，应用正规抗结核治疗方案治疗1年后，其他结核症状均消失，但反复咯血，间隔周期最长3个月，少则10d，每次咯血持续数天左右，一直应用抗结核药物和常规止血药物治疗。曾数次在省、市结核病医院住院治疗，但病情仍反复发作。于2002年3月来我院初诊，应用润肺宁络汤治疗1个疗程后，咯血消失，继续服用2个疗程后停药。随访1年余未再出现咯血。

凉肺止血汤……治疗支气管扩张咯血

唐云忠、丁世幸医师(浙江省奉化市中医院，邮编：315500)应用“凉肺止血汤”治疗支气管扩张咯血，疗效满意。

【绝技妙法】

支气管扩张多继发于支气管及其周围组织的急、慢性炎症或支气管周围有牵引管壁的因素，使支气管管壁受损引起扩张变形而致病。本病病程较长，浊痰热毒蕴结于肺，气道不利，肺络损伤，故常反复感染和出血。

【常用方药】

凉肺止血汤的药物组成：紫草 30g，大青叶 15g，生地 30g，丹皮、赤芍各 10g，知母、麦冬、南北沙参、桑白皮各 15g，川象贝、银花、黄芩各 10g，鱼腥草 30g，茜草炭、侧柏炭、制大黄各 10g。1 日 1 剂，煎汁，上、下午分服，1 周为 1 个疗程。重症患者每 6 小时服 1 汁，同时继续应用西药止血剂和对症、支持治疗。

“凉肺止血汤”中紫草、大青叶、生地、赤芍、丹皮直入血分，凉血止血，其中紫草性味苦寒，含紫草醌，结构类似维生素 K，重用至 30 ~ 50g 时有良好的凉血止血、解毒活血作用；知母、麦冬、南北沙参清肺养阴止血；桑白皮、象贝母、银花、黄芩、鱼腥草清肺化痰，畅顺气道；茜草炭、大黄炭、侧柏炭止血行血，且无留瘀之弊。

止血宁肺汤……治疗肺结核咯血

文晓君、何钟宓、张秉芳医师（成都市结核病防治院，邮编：610016）运用自拟止血宁肺汤治疗肺结核咯血患者，取得满意疗效。

【绝技妙法】

咯血是肺结核患者常见症状之一，约有 1/3 患者在疾病过程中有不同程度的咯血，既往治愈肺结核患者因：肺结核复发、支气管扩张、肺部陈旧性结核灶机械性刺激或撕裂、肺部感染等均可导致咯血。肺结核咯血往往加重患者恐惧、焦虑、紧张的情绪。而大咯血的患者死亡率甚高，常对生命构成威胁，是肺结核病患突然死亡的原因之一。肺结核咯血的临床表现属于中医“肺痨”、“虚劳”等病的范畴，多因阴虚肺燥、虚火上炎所致，治宜养阴润肺、凉血止血。

【常用方药】

止血宁肺汤药物组成：三七粉 3g，藕节炭 15g，血余炭 10g，焦栀子 15g，仙鹤草 12g，白茅根 15g，阿胶 15g，麦冬 15g，百合 12g，生地 15g，玄参 15g，川贝粉 6g，桔梗 6g，白芍 10g，当归 6g，陈皮 12g，甘草 10g。

煎服方法：

三七粉、川贝粉冲服，阿胶烊化服，此 3 味药不入水煎，余 14 味药水煎服，每日 1 剂，分 3 次温服；频频咯血、咳嗽者，每日可将 1 剂药分多次少量服。7d 为 1 个疗程，可连服 2 ~ 3 个疗程。

止血宁肺汤药用：三七粉、藕节炭、血余炭收涩止血，又可消散瘀血，具有止血而不留瘀的作用，焦栀子、仙鹤草、白茅根泻火除烦，凉血止血，阿胶、麦冬补血养阴、润肺止血，川贝、桔梗清肺化瘀，止咳；白芍、当归养血柔肝，陈皮理气运脾，以防滋阴清热药多伤中滞脾，甘草调和诸药，补脾润肺。诸药合用，既能有效宁肺止血，又能清肺除烦，止咳化瘀，有助患者临床症状的好转，又能防止患者因血滞肺而反复咯血，是临床治疗肺结核咯血的有效方剂。

百叶固金止血汤配合化疗……治疗顽固性肺癌咯血

王守峰医师（山东临沂市人民医院，邮编：276000）在临床中应用自拟“百叶固金止血汤”配合化疗，治疗顽固性肺癌咯血，取得了良好的效果。

【绝技妙法】

咯血常为肺癌首发症状之一，多由于肺癌侵及肺内血管，造成毛细血管或大血管破裂，其病理复杂，仅靠西药化疗和单纯止血疗法往往不能取得较为满意的效果，特别对部分顽固性肺癌咯血，治疗尤为困难。因此，采用中西医结合方法，为肺癌咯血提供了一个综合治疗手段。咯血病因在中医分为外感和内伤，其病机主要责之火与虚。外感咯血多属风燥之邪犯肺，内伤咯血责之于肺热肝火，阴虚火旺。而肺癌咯血多见阴虚，其因：一是患者素为肺肾阴虚体质；二是手术后液体丢失；三是放疗后，气阴两伤，虚火妄动，灼伤肺络。所以，在治疗上不能单用现代医学的对抗性疗法而要整体着眼，从证入手，釜底抽薪。

治疗方法：

治疗组：非小细胞肺癌采用NP方案，在以上西医治疗的前提下，配合中药疗法，采用“凉补兼顾”的原则，治以润肺止咳，滋阴降火，益气补血止血。

【常用方药】

方药组成：百合20g，沙参20g，天门冬20g，生地20g，熟地30g，侧柏叶30g，牡丹皮15g，黄芩15g，杏仁12g，仙鹤草30g，阿胶10g，西洋参30g，甘草15g，每日1剂，水煎汁200mL，分2次服，10d为1个疗程。

拟用“百叶固金止血汤”辨证施治，方中，百合益气清心、润肺止咳，主要成分含秋水仙碱、胡萝卜素、维生素C等，可抑制癌细胞，增强免疫力；天门冬可养阴生津，镇咳止血，体外抑瘤率可达44%；侧柏叶、仙鹤草凉血收敛止血，加沙参、西洋参、生地、熟地，气血双补，滋阴养血。从临床观察来看，中西药联合疗效明显优于单用西药，且副作用少，并降低了复发率。

自拟清肺汤……治疗支气管扩张咯血

梁 涛医师（广西北流市中医院，邮编：537400）。采用自拟清肺汤治疗支气管扩张咯血，收效明显。

【绝技妙法】

支气管扩张咯血属中医血证范畴，其病机多为火热之邪灼伤肺络，迫血外溢所致。正如《济生方 · 吐衄》所说："夫血之妄行也，未有不因热之所发，盖血得热则倬溢，血气俱热，血随气上乃吐衄也。"故血证多以治火、治气、治血为基本原则。

【常用方药】

清肺汤组成：桑叶 10g，杏仁 10g，黄芩 10g，丹皮 10g，三七 10g，生地 12g，玄参 12g，侧柏叶 12g，茜草 10g，蒲黄炭 6g。

随证加减：

肝火犯肺加栀子 10g，青黛 6g；阴虚火旺加沙参 20g，地骨皮 10g；痰热壅肺加金银花 10g，桑白皮 12g；气虚血瘀型加独参、当归补血汤。

煎服方法：每日 1 剂，加水 500mL，沸后煎煮 15min，取汁 300mL，分 2 次服。7d 为 1 个疗程，2 个疗程后评定疗效。

自拟清肺汤中桑叶、杏仁宣肺止咳；黄芩、丹皮清热泻火；玄参、生地滋阴清热；侧柏叶、茜草、蒲黄炭、三七凉血止血。现代药理研究证实：三七能缩短凝血酶原时间，降低毛细血管通透性；茜草有止咳、祛痰作用，能缩短血液凝固时间；丹皮对白色葡萄球菌、枯草杆菌、伤寒杆菌等有较强抗菌作用；黄芩具有抗感染、抗变态反应、解热利尿等作用。诸药合用，起到清热泻火、凉血止血之作用，从而达到治疗支气管扩张咯血之目的。临床观察表明，清肺汤临床疗效显著，是临床治疗支气管扩张咯血的有效方剂。

【验案赏析】

梁某，女，58岁，退休工人，2003年2月17日就诊。因咳嗽，咯血反复20余年，再发3d入院。既往有咯血反复发作20余年，3d前因外感风寒而发热、咳嗽、咯出血痰，颜色鲜红，每天量约50～60mL，逐日加重。血液常规：WBC14.2×10^9/L，N73%。X线胸片显示：两肺纹理增粗。现咳嗽，胸痛，面红，口干，痰色鲜红，舌质偏红，苔黄，脉弦数。证属痰热壅肺，治以清热化痰止血。处方：桑叶10g，杏仁10g，黄芩10g，丹皮10g，三七10g，生地12g，玄参12g，侧柏叶12g，茜草10g，蒲黄炭6g，金银花10g，桑白皮12g。2剂后咯血量明显减少，连服7d，咳嗽渐止，未再咯血，血检恢复正常。

降气泻火汤……治疗咯血

朱　勤医师（安徽省阜阳市人民医院，邮编：236004）。用自拟降气泻火汤为主治疗不同病因所致的咯血，疗效满意。

【绝技妙法】

咯血属祖国医学血证中的一种，诱发咯血的因素纵然复杂，究其基本病机系气火逆乱而使血不循经，络伤外溢，自肺而出。因肺为娇脏，位于上焦，主一身之气，主宣发肃降。肺感受风热燥邪，肺气失于宣降，壅滞郁闭，郁而化火，或木火刑金，或心火过亢，或痰火伤络，皆可灼伤肺络而咯血。正如《景岳全书·血证》所云："凡治血证，须知其要。而血动之由，惟火惟气耳。故察火者，但察其有火无火；察气者，但察其气虚气实，知此四者，而得其所以，则治血之法无余义矣。”《先醒斋医学广笔记·吐血》亦强调：“宜降气不宜降火，气有余即是火，气降即火降，火降则气不上升，血随气行，无溢出上窍之患矣。”其不但阐明了气与火是咯血病机关键，而且道出了治血的根本法则。根据这一原则，拟降气泻火汤。

【常用方药】

降气泻火汤药物组成：代赭石、太子参各30g，生石膏12g，知母、杏仁、牛膝各10g，生大黄（后下）3g，蚤休15g，白及粉（冲服）6g，仙鹤草20g，甘草5g等。

随证加减：

若胸闷，痰多色黄，呼吸粗大，或发热，或大便干燥，舌红苔黄腻，脉滑或滑数，属痰热壅肺，加制胆南星、瓜蒌皮、鱼腥草；若烦躁易怒，口苦胁痛，失眠，脉弦，属木火刑金，加黛蛤散、桑白皮、丹皮等；若心烦，午后颧红，潮热盗汗，舌红少津，脉细，属阴虚火旺，加地骨皮、鳖甲、百部等；若口鼻干燥，喉痒，舌红少津，为燥热伤肺，加沙参、梨皮等；若兼气虚，易太子参为西洋参；若出血势急量多，需西医药急救对症处理。

方中代赭石降逆气；生石膏、知母、生大黄清热泻火通腑；杏仁宣通肺气，调其宣降；蚤休、白及、仙鹤草凉血止血；牛膝引血下行；太子参养阴益气；甘草以防克伐太过。全方共奏降气泻火，凉血止血之功效。药证合拍，标本兼顾，故有较好的临床效果。血止之后，宜针对病证，求因论治，以绝后患。

【验案赏析】

蔡某，男，25岁，因大咯血于1995年4月18日住某医院。1991年始反复咯血，多次住院，经支气管碘油造影摄片示支气管扩张。此次，经西药止血、抗感染等治疗，效果欠佳。于1995年4月

22 日转入我科。患者咯血不止，量中等，面色㿠白，烦躁不安，呼吸急促，腹胀满，大便 3 日未解，舌红苔黄厚且燥，脉数而无力。证属气机郁闭，血随气逆，肺气不足。予降气泻火汤增减，太子参易西洋参 20g，加阿胶 20g。1 剂咯血减少，3 剂咯血停止。住院 10d 出院，随访 3 年未复发。

养阴化瘀汤……治疗肺结核少量咯血

杨清芬（广州市胸科医院，邮编：510095）、傅志慧医师根据元代医家朱丹溪“痨瘵主乎阴虚”及清代医家王清任“离经之血即是瘀”的学说，自拟养阴化瘀汤治疗肺结核反复少量咯血及血丝痰，疗效较好。

【绝技妙法】

肺结核反复少量咯血或长期血丝痰，多为肺阴亏虚，导致阴虚火旺，火灼肺金，肺络受伤，血不循经外溢则出现咯血，轻症可出现血丝痰。血属阴，瘀血不祛，又可耗伤肺之阴液，使肺阴更加亏虚。阴虚为本，瘀血为标。咯血时重在治标，宜止血活血化瘀，佐以养阴润肺。反复血丝痰时，宜养阴润肺，佐以活血化瘀。祛瘀药与养阴药并用，可减少养阴药的滋腻性，还可以达到祛瘀生新，宁血补虚的功效。自拟养阴化瘀汤治疗肺结核反复少量咯血或血丝痰的患者，疗效满意。

治疗方法：

以养阴化瘀汤治疗。

【常用方药】

药物组成：生地黄、熟地黄、麦冬、百合、赤芍、牡丹皮、阿胶（烊）、白及、百部各15g，花蕊石、仙鹤草各30g，三七末（冲）5g，甘草10g。咳甚、口干、痰黄稠者，加桑白皮、芦根、川贝母；火旺者加黄芩、紫花地丁；阴虚者加玄参、沙参；低热盗汗者加银柴胡、地骨皮、糯稻根、浮小麦。每天1剂，水煎服。

方中生地黄、熟地黄、百合、麦冬滋养肺阴；牡丹皮、赤芍凉血活血化瘀；仙鹤草、白及、花蕊石、三七止血，花蕊石、三七止血而不留瘀，花蕊石对血不循经上逆之出血用之疗效满意，用量30～50g；阿胶养血止血，尚能滋阴润肺；百部亦能润肺止咳；黄芩、紫花地丁有清热解毒杀虫之效。全方合用，共奏止血化瘀，养阴润肺之功。

【验案赏析】

张某，男，71岁，1997年9月30日以咳嗽、痰多、潮热、盗汗1个月，咯血2d为主诉入院。患者1个月前患感冒出现咳嗽、咳痰黄稠，伴潮热，盗汗。曾到某医院门诊就诊，按支气管炎治疗，症状未见好转，咳嗽逐渐加剧，2d前突然咯鲜血约100mL。患者15年前有肺结核病史，经抗痨治疗已愈。入院后作X线胸片检查，提示：双上肺野见片絮状阴影，以左上肺野为甚，其密度不均，边缘不清，未见透亮区。

痰培养结核杆菌(+)，ESR25mm/h。西医诊断：浸润型肺结核并咯血。给予四联抗痨药：异烟肼、利福平、吡嗪酰胺、链霉素治疗，对症用止血药6-氨基己酸及垂体后叶素5d，咯血仍未停止。乃请中医会诊。症见咳嗽、少量咯血，血丝痰呈鲜红色，伴五心烦热，盗汗，形体消瘦，面色晦暗，口干欲饮，舌红边有瘀斑、苔少，脉细涩。中医诊断肺痨，咳血。证属阴虚火旺，瘀阻肺络型。治以止血化瘀，滋阴降火。方用养阴化瘀汤。处方：生地黄、麦冬、百合、黄芩、紫花地丁、花蕊石、仙鹤草、阿胶、白及、百部、桑白皮、地骨皮、三七、甘草。服药3剂，咯血停止，但仍有血丝痰，且肺阴虚症状较明显，上方去黄芩、紫花地丁、加玄参、沙参、熟地黄。服药2周后，血丝痰消失，咳嗽减少，去花蕊石、仙鹤草，继续服药1个月，咳嗽、潮热、盗汗症状全部消失。复查痰培养结核杆菌(−),X线胸片见：双上肺片絮状阴影吸收好转。继续服抗痨药治疗半年痊愈。

加味白及枇杷汤……治疗肺结核咯血

彭宏玉医师（湖南省衡阳市结核病医院，邮编：421101)自拟加味白及枇杷汤治疗肺结核咯血，疗效满意。

【绝技妙法】

肺结核即中医之“肺痨“，是一种具有传染性的慢性虚弱性疾病。中医认为本病病位在肺，基本病机责之阴虚。咯血（或咳血），是肺结核的常见症状之一。咯血的发生，多为阴虚火旺，肺络损伤而致，加味白及枇杷汤，正是针对本病的这一病理特点而制订的。

【常用方药】

药物组成：白及12g，枇杷叶10g，生地25g，阿胶烊化兑服10g（蛤粉炒），藕节炭30g，大黄炭10g，白茅根15g，田七粉（冲服）5g，百部15g。水煎服。每日1剂，分3次内服。

随证加减：

出血紫黯成块伴胸痛者加血余炭、花蕊石、广郁金等化瘀和络止血；出血量较多，纯血鲜红者加犀角（可用水牛角代），并重用生地，以增强滋阴清热凉血止血作用；出血过多，气随血脱者当急用独参汤益气摄血；阳气欲脱者，又当急用参附加龙牡汤，以益气温阳固脱。咳嗽痰黏或色黄量多者加桑皮、马兜铃、鱼腥草以清化热痰；阴虚火旺者，合用百合固金汤加减，以增强滋阴降火效果；肝火犯肺者用本方合泻白散、黛蛤散以清肺平肝，凉血止血；咯血停止后，用沙参、麦冬、玉竹、百合之类滋补肺阴；或随证施治，补虚培元。

本方是明·戴思恭《证治要诀》一书所载白及枇杷丸基础上加味而成。方中白及，收敛止血，消肿生肌，效果显著，故为主药；枇杷叶化痰止咳，和胃降逆，以解除咳而加重咯血之因；阿胶、生地滋阴清热，补血止血，3 药共为辅药；藕节炭收敛止血，白茅根甘寒清热，凉血止血；田七粉止血散瘀，能祛瘀生新；大黄炭泻火凉血，四药合用泻火凉血，化瘀止血效力大增，百部润肺止咳，抗痨杀虫，以上 5 药共为佐使。如是，较戴氏原方则更臻完善。诸药合用有滋阴清热以治本，凉血止血，润肺止咳以治标的双重功效，能使阴润而火清则血凉络宁，气降以平则血自安位，从而达到标本兼治的目的。亦符合肺痨当补虚培元和治痨杀虫的两大治疗原则。

【验案赏析】

许某，男，23 岁，教师，1987 年 6 月 12 日初诊。住院号:4542，因反复咳嗽，胸痛，间断咯血 8 个月，于 1987 年 2 月 18 日入院，诊断为：双肺浸润型肺结核进展期合并支扩，入院时症见：咳嗽，胸痛，咯吐鲜血，最多 1 次达 1000mL。入院后经抗痨、抗炎及安络血、止血芳酸、脑垂体后叶素等药。治疗 115d，病未缓解。现咯血鲜红或痰中带血，少则 1 日 10 余口，多则 100 ~ 200mL，咳嗽少痰，时有胸痛，手足心发热，大便秘结，舌质红，苔薄少津，脉细数。病属肺痨咯血。中医辨证为肺阴亏耗，阴虚火旺，肺络受损。

治以滋阴清热，润肺止咳，凉血止血。方用加味白及枇杷汤加天冬、地骨皮各 15g。每日 1 剂，水煎分 3 次内服。服药 2 剂，咯血明显减少，服药4剂，咯血及痰血，咳嗽，手足心热，胸痛等症状均消失，舌质转为淡红，苔薄，脉细，再服沙参麦门冬汤4剂以滋补肺阴。病趋痊愈，于同年8月24日出院。近期随访，未再复发。

止血宁肺汤……治疗肺结核咯血

余益国医师（四川省平昌县防疫站，邮编：635400）采用自拟中药止血宁肺汤治疗肺结核咯血患者，疗效满意。

【绝技妙法】

肺结核是具有传染性的慢性消耗性疾病，中医称“肺痨”，其病变在肺、病机则虚。咯血又是肺结核病程中较为常见的危急症状，虽然咯血的有无与多少并不表示病变的严重程度，但患者一见咯血往往精神紧张，惊恐不安，若救治失时或不当，则易加重病情，甚至危及生命。在结核病控制项目工作中借鉴中医药治疗各种血证的成功经验，认识到肺结核咯血的主要病机在阴虚肺热，热伤肺络，兼有气郁化火，灼伤肺络。临床常见咳而血溢，痰血杂出，血出则气阴大伤。留得一分血便少损一分气阴，故治疗之要，首则止血，而止血之要在于降火、降气、降痰，故自拟止血宁肺汤治之。

治疗方法：

在常规化疗的基础上立即投以自拟止血宁肺汤。

【常用方药】

药物组成：白及20g，生地炭、侧柏叶、三七、川贝各15g，当归、杏仁、青皮、茯苓、陈皮、五味子、府曲各12g，甘草6g。轻者2d 1剂，重症每日1剂，日服3次，5剂为1个疗程，注意用药期间禁烟酒辛辣等刺激物，大量咯血者首次应给予西药止血剂抢救。

方用白及、侧柏叶、生地炭、三七凉血降火止血，川贝、杏仁、五味子、陈皮、茯苓、府曲、甘草止咳降痰宁肺，以免咳嗽而加重咯血，当归、川芎、青皮开郁理气，以免郁火灼肺而出血，其中当归兼能养血润肠通便，便通则气降血止。据现代研究当归与白及配伍又能增加毛细血管的收缩性而达到止血之目的。全方止血宁肺，标本兼治，故能收到良好疗效。

【验案赏析】

苟某，男，48岁。因反复咳嗽、咳痰、潮热、盗汗、胸部疼痛1年余，间断咯血数次，加重咯血5d，每日3～5次，每次咯血300mL左右。经抗炎、止血、补液等治疗不见好转，反而咯血量逐渐增多。于1996年7月14日再次咯吐鲜血，连续2次约700mL。立即给予中药1剂，5h后咯血稍有减少，次日晨起咯血明显减少，检查时仍见痰中带血，查：T37.5℃，P84次/min，R16次/min，BP17/10kPa，面色苍白，双肺可闻及湿性啰音和痰鸣音，余(–)，经胸片及痰检诊断为肺结核进展期，给予化疗方案治疗。主症咳嗽、咯血、痰中带血，疲乏无力，午后潮热，两颧发红，手足心热，口干舌燥，舌边尖红，脉细数。证属肺阴不足致肺阴亏损，继之阴虚火旺。治疗以凉血止血，化痰降气，润肺止咳，嘱患者继续原方5剂后血痰消失，咳嗽胸痛减轻，潮热盗汗明显好转，舌质淡红，苔薄，脉细、全身无任何明显不适感，化疗结束，痰菌阴转。随访至今未见复发。

咳血方加味……治疗支气管扩张咯血

支气管扩张咯血（简称支扩咯血）为呼吸系统常见急诊之一。采取及时有效的抢救措施，对抢救患者的生命极为重要，因而人们通常采用西医治疗。但正确的辨证与合理的中医治疗，同样也能使患者转危为安。黄振龙、吴良明、梁加之等医师（安徽天长市郑集镇卫生院，邮编：239355）对此，采用咳血方为主治疗，效亦较捷。

【绝技妙法】

支扩咯血属祖国医学的“血证”范畴。其病因多为外邪侵袭，损伤肺络或为内伤酒食，生痰助热，熏灼血络所致。其病位责之于肺。因而部分患者虽经西医的抗感染、止血、祛痰或采用支气管动脉造影和栓塞术等方法治疗，症状仍易发作，得不到彻底根治。余临证多年，对血家诸病见证较多，治则各异。而对支扩所致咯血者亦不鲜见，其中仅采用《丹溪心法》之咳血方加味治疗者就有 78 例。通过治疗可以观察到，这些患者在服药 1 个疗程后，即有 52 例获得显效。故该方不失为治疗咯血的有效方剂。

【常用方药】

咳血方药物组成：诃子 10g，瓜蒌仁 10g，海浮石 10g，黑山栀 10g，青黛粉（包煎）4g 组成，笔者另加墨旱莲 10g，白茅根 10g，阿胶（烊化）15g，白及 10g，藕节 2 枚。水煎，日 1 剂，每剂分 3 次凉服，5d 为 1 个疗程（用中药治疗时，未加用其他方法治疗）。

随证加减：

反复咯血夹有血量多者加参三七以活血止血；伴发热舌苔黄腻者，加用银花、连翘以辛凉解表；咳甚伴大量脓痰、苔黄脉弦滑者加天竺黄、竹沥、川贝母、前胡等清热化痰之品；胸痛者加郁金、广陈皮以行气止痛；潮热颧红者加龟版、炙鳖甲、地骨皮等以清退虚热。

服药期间需卧床休息，避免大便用力，勿抽烟，同时亦忌酒、鱼、虾、大椒等辛辣刺激食品，以免助火入络，加重咯血。

方中诃子敛肺化痰以止咳，使痰化咳止血宁；瓜蒌仁清热化痰，海浮石镇逆化痰，使血不致上行；黑山栀、青黛粉清热泻火以凉血，并用墨旱莲、白茅根凉血止血，白及、藕节收敛止血；再加阿胶养阴补血，且具止血之功。综方配伍，共奏清肺化痰，宁络止血之效。肺火去，则咯血可自止。

自拟咯血方……治疗咯血

于海平、张纪伟、刘为礼医师（山东省高密市人民医院，邮编：261500）近几年来，应用自拟中药咯血方治疗咯血患者，并与西药治疗组（对照组）进行对比，疗效满意。

【绝技妙法】

咯血属中医血证范畴，有“咳血”、“咯血”等病名。现代医学认为，若咯血每次超过 300mL 则病情危重，易窒息死亡，应引起重视。本病中医辨证以阴虚火旺者居多，系热邪灼伤肺络，血不循经，溢出而咯血。故方取宣肺益阴、凉血泻火止血为本，兼理并发症。

治疗方法：

中药组用咯血方治疗。

【常用方药】

方药组成：瓜蒌 20g，生地 15g，丹皮、天冬、麦冬、牛膝各 10g，白茅根 30g，茜根、栀子、黄连各 8g，甘草 5g。水煎 200mL 后加三七粉 3g 冲服。3 次 /d。

随证加减：

咳著加杏仁、川贝母；头痛加菊花、白芷；低热加地骨皮；头晕著加黄芪、当归。7d 为 1 个疗程。

方中瓜蒌宣肺疏肺；生地、丹皮、门冬、麦冬益阴清肺，凉血止血；黄连、栀子泻火清心；牛膝引火下行；重用茅根止血；少佐茜根、三七粉达到止血而不留瘀的目的，因而收到显著效果。

【验案赏析】

患者女，39 岁，咯血 2 天，于 1989 年 10 月 6 日入院。既往有咳嗽病史 3 年。患者于 2d 前始感觉喉部不适而剧烈咳嗽，咯出大量带泡沫鲜血约 300mL，以后每次咳嗽便咳出大量鲜血，均在 100mL 左右。在当地医院用止血药治疗 2d 无效而入我院。患者无发冷发热，无便血、尿血及皮肤紫癜。查体：体温 37.3℃，脉搏 100 次 /min，血压 13/8kPa（198/60mmHg），贫血貌，口角及口腔内有血迹，自主体位，查体合作，颈胸无畸形，听诊双肺呼吸音粗，无干湿啰音，心脏听诊无异常，肝脾不大，腹部、双肾区无触痛、叩痛，其他无阳性体征。实验室检查：血白细胞 8.0×10^9/L，淋巴细胞 0.30，中性粒细胞 0.70，红细胞 2.5×10^{12}/L，血红蛋白 80g/L，血小板 110×10^9/L，喉镜查未见肿物，X 线胸片示双肺纹理增多，查血痰 2 次未找到抗酸杆菌。诊断：支气管扩张症。经用止血芳酸及垂体后叶素静滴及抗生素等药物治疗 5d，咯血症状无明显好转。遂给咯血方原方加杏仁 10g，水煎服，每天 1 剂。服 3 剂后，患者咯血量明显减少，再继服 4 剂咯血消失，出院带 3 剂中药巩固治疗。随访半年未再复发。

咳血方雾化吸入……治疗支扩咯血

徐金顺（江苏省大丰县第二人民医院，邮编：224100）、丁正琪医师采用咳血方合泻心汤煎剂雾化吸入法，治疗支气管扩张咯血患者，取得较好效果。

【常用方药】

基本方剂组成用法：青黛（水飞）6g，炒瓜蒌仁9g，海浮石9g，炒山栀9g，诃子6g，大黄9g，黄连6g，黄芩9g，加水500mL，煎取浓汁250mL，置超声雾化器雾化吸入半小时左右，每天2～4次，停用其他中西药物。

此咳血剂原方以蜜同姜汁为丸，噙化内服。今合泻心汤，以水煎取汁，雾化吸入。这种方法较口服法能迅速将药物送往痛患部位，直接起到止血、平喘、止咳化痰。对咳嗽痰稠带血，咳出不爽，或心烦躁怒，胸肋刺痛，溲赤便秘，苔黄舌绛，脉弦数等阴虚火旺，肝火犯肺之症尤其适用；奏清肝肺之功，使之火不犯肺，肃降有权，痰化咳止，血亦自止。即使停用其他抗菌止血药物，也能收到较好疗效。

【验案赏析】

案1：陈某，男，45岁，干部，1991年2月25日初诊。患者2年前因经常反复咯血，咳嗽，经支气管造影检查，证实为右中下肺支气管扩张。近2年，每月都有少量咯血3次左右，每次咯血量30～50mL。昨晚又大量咯血1次，约500mL。西医诊断为支气管扩张症。给予口服参三七片，同时静脉滴注脑垂体后叶素10个单位，咯血未能得到控制，一夜又咯血300mL左右。次日转中医治疗，停用其他一切止血及抗感染西药。治以平肝泻火，清热止血之咳血方进行雾化治疗，每日4次。连用2d，血量大减，用药至第5天，血止、咳平、便解，精神转佳。至今已5年未复发。

案2：周某，女，20岁，教师，1990年9月11日就诊。患者于1988年下半年起，经常咳嗽、咳唾泡沫痰或黄痰，并常夹带血丝，1989年1月，在县医院作支气管造影，诊断为支气管扩张症。本次就诊前，咳嗽加剧，痰中带血丝五六天，每天约50mL，昨下午起开始大量咯血，一夜约500mL，有紫血块，同时胸痛、便秘、溲赤、口干渴、苔黄舌红，脉细涩。证属瘀阻肺络，夹蕴痰热，治以化瘀止血，清热化痰，用上法雾化治疗，用药1d，紫血块即消失，仅痰中带血丝，用药3d后，痰中血丝全部消失。再继续用药1周，诸症平复，至今未复发。

白及蒲黄散随证加减……治疗肺系咯血

许令春医师（安徽省舒城县中医医院，邮编：231300）采用白及蒲黄散及辨证施治配合西药综合治疗肺系咯血，疗效满意。

【绝技妙法】

本组患者均要求卧床休息、饮食清淡。中重度患者可以行体位引流。根据原发病及病情采用抗结核、抗感染、止血等西医综合治疗的基础上，加用白及蒲黄散。

【常用方药】

本方组成：白及3g（中药配方颗粒），蒲黄炭0.5g，鱼腥草15g，党参3g，温开水调成糊状内服。轻度咯血，每日2次，1次1剂；中重度咯血，每日3～5次。同时结合中医辨证，拟方施治，服药困难者可鼻饲。

(1) 血热妄行

咳嗽喉痒，胸胁胀闷，痰色黄稠，痰中带血或纯血鲜红，口干、口苦、舌红少津，苔薄黄，脉数。治宜清热泻火，凉血止血。方予黄芩、栀子、桑白皮、生地、熟地各10g，白茅根15g，大蓟、小蓟各15g。

(2) 阴虚火旺

咳嗽痰少，痰中带血或反复咯血，血色鲜红，口干，颧红，午后潮热盗汗，舌质红，苔少，脉细数。方予百合、麦冬、生地、熟地、当归、白芍、地骨皮各10g。

(3) 气血两虚

面色苍白无华，咳而气短无力，声低语怯，头晕、眼花，血色淡红，或有自汗、失眠等，舌质淡，苔薄白，脉细数。方予黄芪、白术、当归、酸枣仁、茜草各10g，仙鹤草15g，阿胶（冲服）12g。

《景岳于书 · 血证》将出血的病机概括为“火盛”及“气伤”两方面，本病虽具火旺之症，但本质在于阴虚。故当以甘寒养阴为主，适当佐以清火。即使肺火痰热明显的，也只暂宜清肺火，化痰热，中病即止。《血证论》有“存得一分血，便保得一分命”之说，止血为首要关键。出血之后离经脉而未排出体外的血液留积体内，蓄结而为瘀血，妨碍新血的生长及气血的正常运行，故提出了“止血、消瘀、宁血、补血”的治血4法，为通治血证之大纲。

白及蒲黄散临床使用方便，疗效显著，组方合理。方中白及收敛止血，消肿生肌，有利出血部位的愈合，为治肺阴不足、干咳咯血之要药。《本草纲目》言其“能入肺止血，生肌治疮”。蒲黄长于敛涩，对各种出血作用较佳，炒炭收涩止血，兼有行血化瘀，具有止血而不留瘀的特点。鱼腥草清热解毒，且能排脓消痈，《本草经疏》谓为“治痰热壅肺，发为肺痈吐脓血之要药”。现代医学也证明其对肺部炎症有确切疗效，且副作用小。党参补中益气，生津养血，尤可贵的是健脾运而不燥，滋胃阴而不湿，润肺而不犯寒凉，养血而不偏滋腻。4药共用，治血、治火、治气，集止血、消瘀、宁血、养血为一体。取长补短，相得益彰。既能止血，又能固本减少病症复发，且能明显改善临床兼症及提高疗效，减轻其不良反应。

二白散……治疗肺结核咯血

王家树医师(江苏盐城市郊区步凤镇卫生院，邮编：224045)对西药治疗后仍经常咯血不止肺结核咯血患者，除继用西药化疗外，都采用自拟“二白散”治疗，取得较好的疗效。

【绝技妙法】

肺结核病祖国医学谓之“肺痨”，主要以咳嗽、咯血、潮热、盗汗4大主要症状为特点。丹溪心法云:“痨瘵主乎阴虚，痰与血病。”突出了病理特点，确定了滋阴降火的治疗原则。肺结核的咯血是由于阴虚肺热所致。

【常用方药】

药物组成及用法：生人中白、生白及各等份，研末过筛，每日3次，每次20g，用童便50mL加温冲服。咯血甚者夜间零时左右加服1次，老人和儿童药量酌减。

用人中白、白及、童便能起到滋阴降火，补肺生肌的作用，从而达到止血的目的。《本草从新》对这3味药物都有详细介绍：“人中白咸凉，能降火散瘀，治肺瘀鼻衄。白及苦辛而平，性涩而收，能化瘀生新，入肺止血，肺损者能复生之。童便(又名还原水)咸凉，能润肺，降火散瘀，治阴虚火嗽、吐衄，并能引肺火下行，从膀胱出，帷此可以治之。”可见童便与它药配合得当，确不失为较理想的止血良药。白及用于肺结核有空洞者常收到很好的疗效，据现代科研报道，本品在试管内对人型结核杆菌的生长有显著的抑制作用。

二白散味少力专，药价低廉，简便易服，无副作用，对肺结核咯血患者既提高疗效，又减轻患者的经济负担。此外本方用于支扩患者，其止血效果亦同样较好。

【验案赏析】

男患，48岁，工人。于3年前因咳嗽、咯血、盗汗2周，胸片检查为右肺结核伴空洞形成(痰中找到结核杆菌)，经链霉素、异烟肼、利福平、乙胺丁醇、吡嗪酰胺等药物治疗，6个月后复查，病灶区仍未稳定。来诊时形体消瘦，全身乏力，五心灼热，口燥咽干，咳嗽咯血，右胸隐痛，舌绛少津，脉细数。西药按复治患者化疗方案处理，并用止血剂以及脑垂体后叶素等药物治疗后，咯血仍未止，经二白散治疗1周，咯血渐止，继用白及粉每日3次，每次10g，童便冲服。2个月后咳嗽大减，未再咯血，精神好转，胃纳增加。经胸片复查：右上肺结核大部分好转，空洞消失。

仙鹤百草散……治疗肺结核咯血

郑培銮、罗　雄医师(福建省霞浦县长春中心卫生院，邮编:355109)应用自拟中草药验方——“仙鹤百草散”治疗肺结核咯血患者，取得较为满意的近期止血效果。

【常用方药】

药物组成：仙鹤草60g，百草霜4g，紫珠草50g，煅花蕊石12g，大黄10g，研成极细末，和匀密封备用。服用时配山皇后根20g(马鞭草科，学名ClerodendronCYrtophyiium Turcz.)煎汤凉温后送服。对突然大量咯血而出现休克者辅以西药对症处理。

服用方法：

小量咯血者，每服1g，日2～3次；中等量咯血者，每服2g，日

3 ~ 4 次；大咯血者，每服 3 ~ 4g，日 4 ~ 6 次；每次于咯血间歇期给予。6d 为 1 个疗程。“仙鹤百草散”系笔者经验方，该方由中草药组成，其中大黄能平肝泻火；仙鹤草能收敛止血、化痰镇咳；百草霜止血化积兼而有之，花蕊石、紫珠草散瘀止血；山皇后清热解毒，行气活血；俾血止而不留瘀，故而止血效果好。

【验案赏析】

案 1：马某，女，32 岁。咳嗽、潮热盗汗 6 个月，胸痛 3d，大咯血 4h，于 1987 年 9 月 5 日下午 3 时入院。诊见：患者气促、面色苍白、四肢厥冷、表情淡漠，体温 38.5℃，脉搏 125 次 / 分，R28 次 / 分，血压 10.7/8kPa。X 线检查：两肺上部呈大片浸润性阴影，阴影区内见有透光区。血常规：血色素 6.5g、白血球 11500mm^2、血沉 80mm/h、中性 80、淋巴球 20%。经县医院痰液涂片培养，结核杆菌阳性。诊断：①肺结核并发大咯血，肺部感染；②出血性休克。当即给西药抗休克、扩充血容量、抗感染、止血等处理，约过 2h，患者神志渐清，但咯血如初。给“仙鹤百草散”如法冲服，每次 4g，日 6 次，同时停用西药止血药。当天出血量明显减少，血压回升。2 d 血止。调理数日告愈出院。随访至今未再复发咯血。

案 2：郑某，男，20 岁。1989 年 4 月 6 日就诊。咳嗽，潮热盗汗，痰中带血 2 个月，屡用中西药止血无效。诊见：气短促，两颧红，口燥咽干，舌质红，苔少，脉细数。X 线检查，提示肺结核。中医诊断：肺阴虚咯血。西医诊断：肺结核咯血。给“仙鹤百草散”如法冲服，4d 血止。辅于口服雷米封、利福平 3 个月，X 线复查肺结核亦愈。随访至今 3 年多未再复发。

六、上呼吸道感染

加味玉屏风散……治疗反复上呼吸道感染

张　继、严彦彪医师（宁夏中宁县中医院，邮编：751200）运用加味玉屏风散预防治疗反复上呼吸道感染（中医辨证属气虚感冒），并进行疗效观察。结果总有效率98.5%。说明本法益气健脾、补肾固本，对反复感冒患者确可起到正复本固、御邪入侵的目的。

【绝技妙法】

反复上呼吸道感染，属于中医“气虚感冒”范畴，玉屏风散疗效肯定，但经长期临床观察，该方药味少，病重者难以取得良好疗效。

近年来，我们在原方基础上加人参、山药增强健脾益气之力，以固后天之本；用仙灵脾补肾阳以壮先天之本；年长者肾气渐衰，肾阳不足，加鹿茸粉以加强补肾壮阳之力。诸药合用，补肾健脾，益气固表，先后天并治，对肺脾气虚、卫表不固之反复感冒，确可起到正复本固、御邪入侵的目的。

治疗方法：

全部运用加味玉屏风散。

【常用方药】

方药组成：黄芪100g，炒白术80g，防风25g，人参

25g，山药 80g，仙灵脾 15g。30 岁以上者加鹿茸粉 5g。

服用方法：

上药共研细末过 80 目筛，冲服或装胶囊，成人每服 5g，小儿酌减，开水冲服，20d 为 1 个疗程。

【验案赏析】

案 1：王某，男，17 岁，学生，2000 年 2 月 17 日初诊。患者因 2 年前受凉感冒后出现头痛、鼻塞、流涕、咳嗽、咽痛，治疗 3d 后症状减轻，但仍有鼻塞、流涕、咽痛等症，因学习紧张未能继续治疗。鼻塞、咽痛、发热，时轻时重，后给予静脉点滴药物后，症状消失。但以后每因劳累、受凉即出现发热、头痛、鼻塞、咽痛等症，每次均需静脉滴药及西药治疗半月后诸症才能缓解，每月发作 1 ~ 2 次，严重影响学习和正常生活，患者及家人非常苦恼。此次于 1 周前因劳累加之受凉，诸症复发，发热、头痛、鼻塞、流涕、咽痛、咳嗽，给予氨苄青霉素、病毒唑、甲硝唑静滴 4d，诸症均已缓解，惟有头晕、乏力、纳呆、食少、鼻塞、咽痛，经人介绍求治于我科。查形体偏瘦，面色淡白，鼻黏膜充血肿胀，咽充血，心肺无异常体征。舌淡白，苔薄白，脉细弱。诊断为气虚感冒，给予加味玉屏风散 1 剂，装胶囊，每次 5g，每日 3 次，开水冲服。嘱加强调护，慎起居，避风寒。2000 年 11 月 12 日，其母亲代诉，服药后 1 周，诸症状消失，现纳食增加，精力充沛，身体健康。患儿及家属都非常高兴。

1 年后随访，患者当年感冒 1 次，未予静滴药物，只服用抗感冒药及对证治疗 3d 后即痊愈。2 年随访，再无反复感冒史。

案 2：黄某，女，62 岁，居民。于 1999 年 6 月 23 日诊。患者 2 年来反复发作咽痛、干咳、伴恶风、喷嚏、纳呆乏力，每次均需静脉滴注先锋霉素等药方能好转，每月发作 1 ~ 2 次，即使炎热之夏季也未能幸免，为治病已经济拮据，患者非常愁闷。此次于 1 周前无明显诱因，又自觉咽痛干咳，头痛头晕，纳呆乏力，服西药及静脉滴注先锋霉素V，症状稍减轻。查咽充血、扁桃体无肿大，心肺无异常所见，舌淡白，苔薄白，脉细弱。辨证属气虚感冒，给予加味玉屏风散（加鹿茸粉）1剂，每次5g冲服。服用1个疗程来诊，患者咽痛已愈，精神、饮食正常。为巩固疗效，再服1剂。1年后随访，患者咽痛咳嗽未再发作，当年内无感冒发生。

加味苍耳子散……治疗急性上呼吸道感染

孙纪峰医师（上海市浦东新区中医院，邮编：201200）用加味苍耳子散治疗急性上呼吸道感染，取得满意疗效。

【绝技妙法】

苍耳子散出自《济生方》，由苍耳子、白芷、辛夷、薄荷组成。原方治疗“鼻渊”，流黄色浊涕，鼻塞不通，打嚏不休。方中苍耳子、辛夷祛风通鼻窍；白芷辛温通窍；薄荷辛凉通窍；加荆芥以祛风散寒；桔梗利咽喉；甘草调和诸药，共奏祛风解表通窍之功。其中苍耳子、荆芥的水溶液有抗病毒、抗细菌的作用，本方对于消除鼻塞的症状有特殊疗效，往往1～2剂，鼻塞消失，治疗鼻塞优于荆防败毒散、香苏散等常治感冒的方剂。

【常用方药】

方药组成：苍耳子、白芷各9g，辛夷花、荆芥各10g，薄荷5g，桔梗8g，生甘草6g。

随证加减：

若风寒为主者则去薄荷，加细辛4g，以增强祛风散寒之效；风热为主者加菊花10g，僵蚕9g，以增强疏散风热之功。上方水煎服，日 1 剂，早、晚分服。

【验案赏析】

倪某，女，12 岁，2000 年 1 月 6 日初诊。3 周前受凉，出现鼻塞，喷嚏，继而咽痒轻嗽，伴见纳少，周身酸软，大便正常，舌淡，苔薄白，脉浮。体检：T37.4℃，咽淡红，两肺呼吸音清，心率 92 次 /min，律齐，杂音 (-)，血 Rt:WBC10.4 × 10^9/L,N0.78,10.22。曾服感冒止咳中成药无效。中医诊断：感冒（风寒外袭）。西医诊断：急性上呼吸道感染。予加味苍耳子散以细辛代替薄荷，加杏仁 9g 止咳，水煎服，日 1 剂。服药 3 剂，患者鼻塞、咳嗽、咽痒诸症均告消失。

清暑健脾汤……治疗夏季上呼吸道感染

蓝常青医师（广东省河源市中医院，邮编：517000）以自拟清暑健脾汤治疗夏季上呼吸道感染，取得较好疗效。

【绝技妙法】

夏季天气闷热潮湿，并且持续高温时间长，尤其在南方，更易致上呼吸道感染。中医学认为，夏季感冒，暑湿伤表，表卫不和，故身热、周身酸痛；而暑夹湿上犯清空，则头晕、头痛，甚至中暑；湿热内结，气机壅滞，腑气不通，不通则痛，故腹痛；脾虚湿热内蕴，运化无权，则泄泻、厌食；胃失和降，则呕吐。因暑为阳邪，其性炎热，易耗气伤津，且多夹湿邪为患，损伤脾胃，形成外感暑湿证与脾胃湿热证并存。故以清暑祛湿、理气健脾和胃为治。

治疗方法：

治以清暑祛湿、理气健脾和胃，方用清暑健脾汤治疗。

【常用方药】

药物组成：金银花15g，藿香、香薷、救必应、防风、厚朴、佩兰、木香（后下）、枳实各10g，甘草6g，麦芽20g。每天1剂，加水500mL，浓煎至150mL，凉服。

随证加减：

伴中暑、腹痛加冬瓜叶捣汁服；风热感冒加葛根20g；风寒感冒加姜皮少许；吐泻严重加竹茹10g；厌食者以麦芽糖适量配药冲服。治疗期间不加用抗生素、抗病毒药及其他中成药。

清暑健脾汤中金银花清解暑热；藿香、佩兰、厚朴解暑化湿，理气健脾和胃；麦芽健脾消食；木香、救必应理气止痛；枳实行气消积；防风祛风解表；香薷发汗散邪，和中利湿；甘草调和诸药，解毒。诸药合用，具有清暑祛湿、理气和胃、健脾之功效，对夏季上呼吸道感染有较好的临床疗效。

【验案赏析】

何某，男，40岁，2003年7月2日初诊。感冒3d，昨晚饮冷后症状加剧，伴头晕、头痛，周身酸痛，腹痛，呈持续性绞痛，泄泻，神疲乏力，恶心呕吐，纳呆，舌质红、苔黄腻，脉滑数。检查：急性痛苦面容；咽红，双扁桃体Ⅱ度肿大；双肺呼吸音粗，未闻及干湿性啰音；心律齐，未闻及杂音；脐周压痛、无反跳痛，肠鸣音亢进；生理性神经反射存在。X线摄片示：双肺纹理增粗。血常规：WBC 12.3×10^9/L。西医诊断：上呼吸道感染；胃肠型感冒。中医诊断：感冒（暑湿证）；腹痛（湿热证）。予清暑健脾汤治疗，每天1剂。连服3剂，症状、体征消失，病愈。

上感清解汤……治疗上呼吸道感染

孙幼薇(主要从事内科的临床医疗和教研)、马国华、于福江医师(山东泰安市中医二院,邮编:271000)运用自拟上感清解汤加减治疗上呼吸道感染,获得满意疗效。

【绝技妙法】

中医认为上呼吸道感染系风热兼毒侵袭人体,热毒蕴结肺卫所致,故散邪清毒为治疗大法。

【常用方药】

自拟上感清解汤药物组成:夏枯草15g,黄芩15g,浙贝母10g,杏仁10g,山豆根10g,薄荷10g,荆芥10g,防风10g,金银花20g,连翘30g,白茅根30g,甘草5g。水煎服,日1剂,早、晚分服,重者可日2剂。一般用药3~7d。

随证加减:

高热者加石膏15g,柴胡15g,土茯苓30g;咳嗽甚者加苏子15g,葶苈子10g,枳实20g;咯痰多者,加瓜蒌15g,远志10g,半夏10g;咽喉红肿者,加玄参10g,蝉蜕15g,僵蚕10g;胃纳不佳者,加白豆蔻10g,大枣6枚;大便干结者,加大黄3~10g。用药3剂为1个疗程。

方中夏枯草、黄芩具有较强的广谱抗菌、抗病毒作用,对病毒所致的炎症、变态反应及解热作用效果显著,为临床习用的对药,是散邪清上之佳品;杏仁、浙贝母具有宣肺止咳、祛痰兼散热除结作用;薄荷、白茅根传统认为辛凉发表之品,现代药理研究证明有抑制病毒及抗菌作用,可增加呼吸道黏液分泌并增大有效通气量,减轻泡沫痰症状;防风、荆芥为祛风散邪要药,其中荆芥煎剂具有解热镇痛、抗病原微生物作用，防风还可提高机体免疫功能，二者混合煎较单煎为佳；山豆根为利咽消肿解毒所施，其所含有的槐果碱有较好的抗菌平喘作用；金银花、连翘为解毒清热首选药，其抗病原微生物、抗炎解热作用显著（其用量一般要大）；甘草除具有止咳、调和药性作用外，尚有抗炎、抗病毒、抗氧化之效。诸药合用共奏散邪、清热、解毒之功。

【验案赏析】

男，25岁，1998年11月17日就诊。证见：咳嗽咽痛、咯吐黄痰2d，伴发热1d，自述呼气粗热，体温38.8℃，舌红，苔黄，脉浮数。在家曾服利君沙、速效感冒胶囊、病毒灵等药未见效。血常规检查：WBC 11.2×10^9/L，LCR0.829，X线透视示双肺纹理增粗、增多。诊断：上呼吸道感染。给予上述方药，并加柴胡15g，石膏15g，玄参10g。服药1剂热退，症状减轻。继服上方3剂，咽痛、咳嗽、咯痰消失。再服2剂，血象、胸透均正常，临床症状消失。

柴葛退热汤……治疗急性上呼吸道感染高热

徐玉萍、邓乐巧、马　黎医师（昆明市中医院，邮编：650011）对急性上呼吸道感染（简称上感）发热患者应用自拟柴葛退热汤治疗，取得较好疗效。

【绝技妙法】

外感发热无论感受何种邪气，初起病位均在表，当用汗法，即“在卫汗之可也”，临床上单用辛凉之品虽可散热，但发汗力不足，往往不能驱邪外出。单用辛温之品，又无疑是抱薪投火，反助邪热之势。故辛凉与辛温合用使辛凉能解肌退热，辛温助发汗驱邪，使发汗无助热之弊，辛凉无凉遏之憾，且临症时或辛凉剂偏重，或辛温剂偏重，以适应患者素体阴阳偏盛之虑。

治疗方法：

患者入院或留观后，先测腋下体温1次，观察2h以上，观察期间其他退热中西药均不用。

【常用方药】

药物组成：柴胡、羌活、桂枝、防风、炒黄芩、杭芍各10g，葛根15g，芦根20g，甘草3g。如咽痛、口干渴、心烦，舌尖红明显者可加连翘、栀子、金银花各10g。

煎服方法：

头煎加水500mL，浸泡30min，煎沸10min，取汁200mL；二煎加水400mL，煎沸8min，取汁200mL，三煎加水400mL，煎沸8min，取汁200mL；三煎混匀后，每隔1h内服200mL，1d可服 2剂。

方中用柴胡、葛根解肌退热；羌活、防风解表邪宣痹痛，配以桂枝助解表解肌药发汗驱邪外出，佐杭芍，以防发散太过，且杭芍与桂枝合用还有调和营卫之功；炒黄芩、芦根清里热，顾护津液。如里热盛，口干渴、心烦，可加栀子、连翘、金银花各10g，以清里热。全方寒温并用，共奏解肌退热，发汗解表兼清里热之功效。

麻杏石甘汤……治疗病毒性上呼吸道感染高热

林同鑫医师（浙江省宁波市镇海区自然疗法研究所，邮编：315200）采取辨病和辨证论治相结合的治疗原则，选用麻杏石甘汤随证加味治疗病毒性上呼吸道感染高热，取得较好疗效。

【绝技妙法】

本组病毒性上呼吸道感染高热病例，病位在肺卫之间，病邪留恋于卫气，往往是肺有蕴热，外有表寒，同时兼夹暑湿之邪。辨证多为表实证，治当表里双解，辛温、辛凉并用。方药选用麻杏石甘汤为主。

【常用方药】

麻杏石甘汤药物组成：麻黄、杏仁、生石膏、生甘草为基本方。

随证加减：

热甚口渴喜饮者加银花、连翘、元参、天花粉、天竺黄、黄芩；咽喉扁桃体红肿者加蝉衣、薄荷、僵蚕；伴咳嗽胸闷痛者加炒枳壳、大力子、象贝；苔白黏或黄黏者加藿香、芦根、生米仁、滑石；便干结者加全瓜蒌或生大黄。

其中主药麻黄、石膏二味按年龄增减如下：生石膏 3～5 岁 15～20g，6～9 岁 20～30g，10～15 岁 25～40g，16 岁以上 30～60g。麻黄 1～5 岁 1.5～3g,6～9 岁 3～4g,10～15 岁 4～5g，16 岁以上 6～10g。以上其他药物视病情按年龄增减。每日 1 剂，日服 2 次，均早、晚饭后服用，覆被而卧，连服 3d 为度。

方中重用麻黄、石膏以清热宣肺，启通玄府，清解表里之热；以银花、连翘、薄荷、蝉衣，取其轻清泄热，解表宣肺，托里热外出为佐助；杏仁、全瓜蒌，宣化痰热，治肺气之壅热；肺与大肠为表里，石膏得大黄清热攻下，具釜底抽薪之功；夹湿者加藿香、芦根、米仁、滑石以其芳香化湿、利湿热而通小便；元参、花粉、竺黄、黄芩，甘寒苦降，泄热保津。综观全方，具辛温又辛凉解表，清热宣肺，清气泄热，保津存阴之用。此即姜春华老师所言“抓住病机，用药切中，直入病所，截断其传经之法。”

麻银合方……治疗急性上呼吸道感染

王　平、张　红、张云栋医师（东阿县人民医院，邮编：252201）采用麻杏石甘汤合银翘散加减治疗急性上呼吸道感染，取得良好效果。

【绝技妙法】

急性上呼吸道感染属中医温病范畴，系温病初起之肺卫阶段。温者火热之气，自口鼻而入，内达于肺。

【常用方药】

麻杏石甘汤合银翘散药物组成：麻黄 10g，杏仁 12g，生石膏 30g，金银花 30g，连翘 20g，薄荷 10g，荆芥 10g，淡竹叶 10g，桔梗 10g，大青叶 20g，生甘草 6g，生姜 3 片为引，每日 1 剂，水煎服。

治疗结果：

疗效标准 痊愈（临床症状消失）156 例，有效（临床症状明显好转）7 例，总有效率 100%，平均疗程 2.4d。参照 1988 年 10 月国家中医药管理局医政司制定的《中医内外妇儿科病诊断疗效标准》。

麻杏石甘汤出自《伤寒论》，原治太阳病，发汗未愈，风寒化热，但见肺中热盛，身热喘急，服后辄效。银翘散功可辛凉发表，清热解毒，专为温病初起，邪在肺卫而设。二方合用既可发散表邪，清热解表，又可清宣肺热。

上感退热方……治疗急性病毒性上呼吸道感染并发热

刘 涛医师(广东省中医院，邮编：510120)以上感退热方合清开灵注射液治疗急性病毒性上呼吸道感染并发热患者，获得较满意的疗效。

【绝技妙法】

急性病毒性上呼吸道感染是临床急诊和门诊的常见疾病，四时皆有，尤其多发于秋、冬、春季，常急性起病，并伴有发热，鼻塞流涕，咽痒或痛，咳嗽咳痰，头痛或身痛，末梢血白细胞计数正常或减少。本病属于中医学感冒和外感高热急症范畴。

多因外感六淫或温疫、瘟毒之邪，导致脏腑、经络、气血失调，引起身热、咳嗽、烦渴。若风热袭表，温邪上受，首先犯肺，热郁肌腠，症见发热恶寒，流涕，咽痛，咽痒，咳嗽，为风热表证；若风寒外袭，正邪抗争，入里化热，则见畏寒发热，身重骨痛，鼻塞，咳嗽，流涕等。发热和咳嗽、流涕、咽痛痒是急性病毒性上呼吸道感染的关键症状。

治疗方法：

采用中药上感退热方口服加清开灵注射液静脉滴注。

【常用方药】

上感退热方药物组成：小环钗、青蒿、浙贝母、瓜蒌皮各15g，岗梅根20g，苍耳子12g，木蝴蝶6g，甘草5g。

随证加减：

风寒型加炙麻黄6g，紫苏叶10g，苦杏仁、荆芥各12g；风热型加野菊花、牛蒡子各15g，连翘、前胡各12g。每天1剂，加水350mL煎至150mL，分2次口服。清开灵注射液40mL加0.9%NS

500mL 或 5%GS 500mL 静脉滴注，每天 1 次。

均以 3d 为 1 个疗程。治疗期间根据临床情况予以输液等支持疗法，必要时予以冰敷降温，禁用抗生素类药物及其他解热镇痛药。

上感退热方抓住发热这个主要矛盾，用小环钗、青蒿清透邪热，为主药。小环钗有“金钗石斛”与“美钗石斛”2 种，所用的为金钗石斛，性寒，味甘，功能养阴清热，益胃生津。药理研究认为其有退热、止痛作用，与非那西丁相似而稍弱。青蒿性微寒，味苦，能清热解毒，退虚热。方中岗梅根，又名梅叶冬青，为广州地区地方药材，性凉，味甘，功能利咽止痛，清热解毒，止咳；瓜蒌皮、浙贝母、木蝴蝶有良好的止咳化痰利咽作用；苍耳子有通窍利肺之功效。本病虽然病因众多，有风、寒、暑、湿、燥、火诸邪，但总以风寒、风热为纲，故可根据外邪病因的不同，采用发散风热、清热解毒的前胡、连翘、野菊花、牛蒡子疏散风热，透风热表邪外出；风寒者用炙麻黄、紫苏叶、苦杏仁、荆芥散寒解表，既体现了中医辨证施治的精髓，又执简驭繁，便于分型和规范治疗，贯穿了解表、清热、止咳、化痰的治疗目的。本观察结果表明，上感退热方的退热作用起效快，尤其突出的是退热后体温反复小，比单纯用“清开灵”静脉滴注退热的作用更为良好，而且退热后疗效稳定，不易反复，且无副作用，方内药物价格便宜，使用方便。

七、气管炎、支气管炎及哮喘

运用中医时间医学……治疗慢性气管炎

杨普选、李长荣医师(陕棉八厂职工医院，邮编：712000)运用中医时间医学治疗慢性气管炎，取得较为满意疗效。

【绝技妙法】

中医时间医学认为疾病的变化有周期规律，慢性气管炎多数呈夏轻、秋剧、冬甚的特点，其病变化有明显的年周期规律。辨证总属本虚标实。本病以肺脾肾为主，尤以肾虚为甚。

冬令为肾与膀胱所主时，冬季阳气潜藏，寒至盛，而慢性气管炎患者正气亏虚，易受风寒，致阳虚阴盛症情加剧，肺肾的宣纳作用下降。咳痰喘症状发作。根据中医“春夏养阳”、“冬病夏治”之理论，在夏季三伏天，内服培土固本散外用药物穴位敷贴，三伏天人体肺气通畅，经穴开达，通过内服和穴位敷贴以改善机体的免疫状态，增强细胞的吞噬功能，提高机体的防御和非特异性免疫功能，预防感冒，减少咳痰喘的发作次数，减轻病情程度，缩短疗程，达到防治抗炎的目的。

秋季内应肺金，逢本位之脏值时用事，其功能相对旺盛，与邪气接触的机会较多，正邪相争，正不胜邪就会出现咳痰喘等症状，即王冰所释“以当用之时故先受邪气”。初春之季，天气渐暖乍寒，阳气渐生，慢性气管炎患者阳气不足卫外不固，若遇天气冷晚变化，易受风寒侵袭，肺卫宣发功能失常而发生咳痰喘，故选择秋季、初春，内服温肾固表汤以温肾补肺健脾固表，提高机体的免疫状态，防患于未然。

【常用方药】

温肾固表汤（自拟方）：炙黄芪、黄精各30g，焦白术、防风、五味子、淫羊藿、桔梗各15g，甘草5g。每年2～3月，10～11月，水煎分2次内服，隔日1剂，或加倍共研细末温开水冲服，每次9g，每日3次。

急则治标，缓则治本。慢性气管炎犯病时以治疗肺部病变，控制咳痰喘症状为主。不犯病时，虽然咳痰喘症状不明显，但脾肺肾之本虚仍然存在，故根据中医时间治疗学，选择三伏天、秋季、初春药物内服、穴位敷贴补肾益气健脾以治本。

治疗方法：

(1) 穴位贴敷方药

炙白芥子、元胡各21g，细辛、生甘遂各12g，麝香适量，上药除麝香外，曝晒干燥，碾成粉加麝香混匀存放在棕色瓶中密闭存放。敷贴方法：夏季入伏第1天开始敷贴，选择天气晴朗气温较高之日，以上午9～12时为最佳。取鲜生姜汁将药末调成糊状，分摊在3cm见方之胶布上，取定喘（双）、肺俞（双）、脾俞（双）、肾俞（双）、丰隆（双）、足三里〔双）、天突、膻中等选穴施治。先用75%酒精棉球揩擦皮肤，以达到消毒和去除油脂等分泌物作用。敷贴4～5d去掉，温开水洗，当日不得饮酒和食用辛辣刺激之物。伏天共敷贴3～4次，每7～10d 1次。

(2) 药物内服

培土固本散(自拟方)熟附子、半夏、山萸各30g，陈皮20g，党参、白术、茯苓各36g，款冬花45g，甘草15g，蛤粉2对。共研细末温开水冲服，每次6g，每日2次，每年7～8月份服用。

清热生津方……治疗放射性气管炎

放射性气管炎是胸部恶性肿瘤放射治疗过程中常见并发症，黄贵华医师(胜利油田胜利医院，邮编：257055)采用清热生津方治疗放射性气管炎，临床疗效显著。

【绝技妙法】

中医认为，放射线是火热毒邪，作用于人体导致热毒过盛，津液受损，进而灼烁血，伤阴耗气，以导致气血损伤，出现咽干，剧烈干咳，胸闷气短等放射性支气管炎的病症，清热解毒，补气生津为治法。西医认为，放射线引起气管及支气管黏膜炎症反应，损伤毛细血管，局部循环障碍，充血水肿，上皮细胞脱落造成糜烂溃疡，由于局部抵抗力下降，细菌聚集常合并感染，出现咳嗽气短，痰中带血等气管炎的临床表现，治疗中应用抗生素预防和控制感染。

【常用方药】

清热生津方药物组成：党参、葛根各30g，蒲公英、芦根各20g，银花、生甘草各10g。上方煎成200mL药液，每日1剂，分早、晚2次口服。

清热生津方中银花、蒲公英清热解毒，具有广谱抗菌抑菌作用，党参、生甘草具有补气功能，芦根、葛根具有补阴生津作用，本方正中该病机，疗效显著，优于对照组($P<0.01$)，无明显毒副作用，是治疗放射性气管炎的有效方剂。

【验案赏析】

男,56岁,2002年10月21日就诊。患者胸骨后不适,进食阻挡感,继之吞咽进行性加重,进食少。查体:一般情况可,慢性病容,巩膜无黄染,浅层淋巴结无肿大,心肺听诊(-),腹软,肝脾未触及,腹水征阴性。上消化道钡餐检查示食道中上段7cm长的充盈缺损,表面不光滑纤维胃镜取病理结果为食道鳞状细胞癌。放射治疗后出现咽干、干咳、胸闷、胸骨后不适。给予清热生津方治疗2周后症状消失。

自拟方……治疗慢性气管炎、支气管哮喘

万　华医师(天津大港油田中心门诊,邮编:300280)采用中药内服配合外敷法治疗慢性气管炎、支气管哮喘,效果满意。

【绝技妙法】

支气管炎、支气管哮喘在中医临床上多属“哮”和“喘”的范畴。现代医学认为该病为常见的发作性肺部过敏性疾病,对于本病治疗大多降低机体对过敏原的敏感性,但不能改变变态反应体质。遵循《内经》中“不治已病治未病”的原则,以防为主,防治结合。朱丹溪云:喘须分虚实,久病是气虚,用阿胶、人参、五味子补之。因此,针对过敏性体质主张扶正以祛邪。

【常用方药】

自拟消咳喘膏药物组成:党参、黄芪各300g,茯苓、白术、白果、谷芽、麦芽、山药各150g,麻黄100g,细辛60g,陈皮90g,菟丝子、仙茅、仙灵脾、女贞子、枸杞子各120g,蛤蚧1~2对,阿胶180~300g(气阴两虚加龟版胶)。

随证加减:

咳嗽、咯痰黏白者加紫菀、款冬花各 90g,半夏 60g,咯痰黄厚者加桑白皮 100g,伴过敏性鼻炎者可加苍耳子、辛夷各 80g。浓煎加冰糖、蜂蜜、阿胶(龟版胶)缩至 1500mL,每日 30mL,每于立冬或冬至始服,30~60d 为 1 个疗程。

外敷采用 1 号寒痰方:六神丸 2 支、白芥子、延胡索、甘遂、细辛、麻黄等;2 号肾虚方:白芥子、延胡索、甘遂、细辛、地龙、附子、冰片、樟脑等;3 号肺热方:上药去附子加天竺黄、蓖麻子等。将药分按比例研末姜汁调匀,1 号方再将六神丸研末置于药饼中同用。外敷大椎、定喘、肺俞、膏肓、膻中、天突、脾俞等穴位。到夏天每伏贴药 1 次,每次 3~6 小时,3 次为限。

病例在治疗期间均停用茶碱类、激素类药物,忌食海鲜辛腥发物。通过临床观察,一般患者治疗 1~3 个疗程,咳喘症状明显减轻且体质增强。

消咳喘膏中党参、黄芪益气升阳,茯苓、白术、陈皮、山药等健脾利水,益肺固精;女贞子、枸杞子、破故纸、菟丝子、仙灵脾等阴阳双补,固护肾元;蛤蚧、紫菀、款冬花、桑白皮等化痰止咳平喘,麻黄、细辛温肺化饮,引营分之邪出肌表。

《素问·四气调神大论》指出"圣人春夏养阳,秋冬养阴,以从其根",因此在三伏进行贴敷。选定喘、大椎、肺俞、膏肓、膻中、天突等具理气、止咳平喘、健脾益肾等作用的经穴;1 号方以白芥子、细辛、甘遂等具温散寒痰痼冷的药物进行敷贴,以达调整阴阳,驱散寒痰,使阴平阳秘,经络通畅,达到哮喘平咳痰止的目的,六神丸既能消炎又可引药直到病所。2 号方加地龙平喘通络,冰片、樟脑辛香走窜,附子温肾助阳;3 号方加天竺黄等清肺化痰。

扶正固本方……治疗慢性气管炎缓解期

明桂云医师(西宁市回族医院，邮编：810000)采用自制扶正固本方，治疗缓解期慢性气管炎，疗效满意。

【绝技妙法】

慢性气管炎是危害人民健康的常见病、多发病，若不及时防治，则易发展为肺源性心脏病，基至危及生命。慢支特点是，冬季发病，夏季缓解。临床上大部分患者表现为肺脾肾俱虚。祖国医学认为：肺主气，司呼吸；肾为气之根，主纳气，两者相辅相成，呼吸升降才能自如。患者反复咳喘发作，病程缠绵，其气必虚，故喘而不已，遵春夏养阳之说，用冬病夏治之法。

【常用方药】

自制扶正固本方药物组成：白参50g，黄芪300g，白术120g，防风90g，熟地120g，山萸肉60g，山药150g，云苓100g，陈皮60g，贝母45g，地龙90g，麦冬100g，五味子45g，补骨脂100g，核桃150g，蛤蚧2对，炒苏子90g，仙灵脾150g，共研极细末，装入胶囊，每丸含生药0.5g，每日2次，每次服6粒，早、晚空腹服，每年伏天服药1料，连服用3年。

虽然慢性气管炎缓解期肺脾肾三脏俱虚者多见，但由于病情往往复杂多变，易出现虚中夹实，实中夹虚之证。因此，必须在辨证的基础上与其他成药合用以便提高疗效。如兼有痰多者，可同时服橘红丸；伴有阴虚者，应与六味地黄丸合用。伴有口唇及四肢末梢青紫者，可与丹参片同用。如遇急性发作期，可暂停服用，改用中西医结合治疗。用药期间要避风寒，忌食生冷。

自制扶正固本方，方中由玉屏风散、六君子、肾气丸、生脉散等药组成，共奏益气健脾、补肾壮阳、纳气定喘之功，在缓解期进行固本治疗，提高了患者的免疫力，排除了肺中寒饮，断绝了入冬再发。

自拟止咳平喘汤……治疗慢性气管炎

杨存芝医师（北京展览路医院，邮编：100044）用自拟止咳平喘汤治疗慢性气管炎，取得较好的临床疗效。

【绝技妙法】

慢性气管炎急性发作期属于中医学“咳嗽”、“喘”门中，外感风寒、风热犯肺、食滞阻肺、情志郁结等多种因素均可导致邪气壅肺，使肺气失宣而致“喘满、咳嗽”发作。

本方是以张仲景《伤寒论》中麻杏石甘汤加减而组成。仲景认为，“发热而喘，无大热者”用此方，其病机是以邪气壅肺、肺失宣降而致喘满发作。因此，清其肺热宣通气机是治疗喘咳的根本。

【常用方药】

药物组成：炙麻黄6g，杏仁10g，生石膏30g，生甘草6g，百部10g，浙贝10g，苏子6g，炙桑皮15～30g，炙杷叶15～30g，白花蛇舌草15～30g，冬虫夏草胶囊5～10粒。

随证加减：

根据病情随证加减，热盛者加黄芩；咽痛者加牛蒡子、薄荷；痰多者加胆南星、竺黄；喘甚者加葶苈子；气虚者加党参、黄芪；脾虚者加白术、山药；肾气不足者加杜仲、五味子。每日1剂，分2次早、晚服，14剂为1个疗程，治疗2～3个疗程。

方中麻黄辛温可开肌腠，给邪热以出路；生石膏寒凉、清热力强，借麻黄开腠之机使邪热外出；杏仁温中有降，止咳最佳。患者体瘦，脾肾俱虚，加白术、砂仁、苏子以健脾温胃，使气逆得降，助咳喘症消；胆南星祛痰；款冬、白果、前胡、浙贝均止咳以加强杏仁作用；用肉桂少许，温肾以助肺气，肺气足则症欲消；同时，方中固本之药冬虫夏草对久病肺肾俱虚者有协从作用，是以提高正气内存之功加强疗效。“正气存内，邪不可干”，肾气充足，肺金滋润，金水相生肺气足，抵御外邪的能力增强，而咳嗽症状自然减轻或消失。

【验案赏析】

男，78岁，体瘦，慢性气管炎病史20年，每年至少发作3～4次，每次发作咳喘发憋、发热，惟抗生素输液治疗方能奏效。此次就诊于2003年10月21日，患者咳嗽、微喘2d，咽痒即咳，痰多色黄白相间，泡沫痰，胸憋，纳差，脘胀，呃逆时作，舌质淡、舌边尖红，苔薄黄，脉弦、大便干，小便短赤；听诊：双肺呼吸音稍粗，未闻及干湿啰音，心律齐，心率82次/min。证属：肺肾俱虚，邪热阻滞，肺失宣降；治法：清热宣肺，止咳化痰。

药物组成：炙麻黄6g，杏仁10g，生石膏30g，生甘草6g，胆南星6g，半夏10g，白术12g，肉桂3g，前胡10g，款冬花10g，白果10g，砂仁6g，浙贝10g，苏子6g，炙桑皮30g，炙杷叶30g，7剂水煎服，日2次；冬虫夏草胶囊6粒，日3次。

11月30日复诊，诉服药后咳嗽、微喘均减轻，痰量减少，脘胀消失，呃逆停，再服前方7剂，水煎服；冬虫夏草胶囊6粒，日3次。12月7日3诊，诉服药后咳嗽、微喘均消失，少量白痰，服冬虫夏草胶囊6粒，日3次，连服3个月，随访半年未复发。

化痰祛瘀汤……治疗慢性气管炎

杨广野医师（郑州大学第五附属医院，邮编：450052）用自拟化痰祛瘀汤治疗慢性气管炎，疗效满意。

【绝技妙法】

慢性气管炎是指由于感染或非感染因素引起气管、支气管黏膜及其周围组织的慢性非特异性炎症；临床上以咳嗽、咳痰或伴有喘息及反复发作的慢性过程为特征；属中医“咳嗽”、“痰饮”、“气喘”等病范畴。此病病程长，易复发。慢性支气管炎主要部位在肺，早期多为肺气不和，失于宣降，因而痰湿内生致咳致痰，故急性期和迁延期主要是以化痰为主。而发展到后期，往往有瘀血存在，这既是一种病理现象，又是发病的病理基础之一，所以慢性支气管炎不论是急性发作期或是慢性迁延期，既有痰饮壅盛之标实，又有肺、脾、肾三脏之本虚，但此时以实为主，以标为先。痰是本病的重要病理因素，为有形之实邪，其性黏滞，一旦形成，极易阻塞肺络，使肺气郁滞，阳气窒塞，血运滞留，形成血瘀。肺主气，为诸气之枢，血液运行有赖于肺气的敷布和调节，因本病易反复发作，病程缠绵，肺气虚衰，鼓动无力，难以行使“肺朝百脉”之功，导致血瘀。

另外，外邪袭肺，肺气壅遏及阴虚肺燥、气滞、痰阻等病理产物又是加重正虚、气滞、痰阻等重要因素，标本互为因果，最终形成痰瘀互结的复杂病机，因而确立宣肺化痰，活血化瘀的基本治法，故在治疗慢性支气管炎时既用宣肺化痰半夏、陈皮、瓜蒌、川贝之药，又要加入活血化瘀丹参、川芎、桃仁之品，并进行辨证治疗，从而达到止咳平喘的目的。

【常用方药】

自拟化痰祛瘀汤药物组成：半夏、陈皮、枳壳、瓜蒌、丹参、川芎、桃仁、川贝、百部。水煎服，每天1剂。

随证加减：

若咳吐黄痰加鱼腥草、黄芩；咳吐白泡沫痰加白芥子；气喘加麻黄、炒杏仁；脾虚加茯苓、白术；肾虚加补骨脂、五味子。服药时忌辛辣和肥甘厚腻之品。10d为1个疗程。

清肺止咳化痰汤……治疗急性气管炎、支气管炎

温如丰医师（山东省济南市中医医院，邮编：250012）运用清肺止咳化痰汤治疗急性气管炎、支气管炎，在临床上收到了良好的效果。

【绝技妙法】

急性气管炎、支气管炎属中医学的“风温肺热”范畴。多因邪热由口鼻而入，或从皮毛而受，邪热侵犯肺系致邪热壅肺，肺气不宣失其肃降之职，致肺气上逆，故治疗宜清肺热调肃降，止咳化痰为主，痰热壅肺，痰阻肺络气道不通，上逆而致咳嗽吐痰，其病理机制主要是肺气郁闭，痰热是主要的病理产物。

【常用方药】

方药组成：银花30g，连翘15g，鱼腥草30g，桔梗12g，黄芩10g，大青叶30g，石膏30g，芦根30g，炒杏仁10g，知母10g，瓜蒌皮10g，桑白皮10g，甘草10g。

随证加减：

偏于风寒者去石膏、黄芩，加苏叶、白前。肺气壅实者加麻黄、款冬，偏于肺虚者加沙参、百合。

清肺止咳化痰汤重用银花、鱼腥草、大青叶清热解毒，石膏、知母、芦根祛肺胃邪热，桔梗、甘草祛痰止咳，根据病情可适当加入白前、款冬花、半夏之类强化止咳化痰之功效。故诸药相互为用可使病因除，肺热清，肃降功能恢复正常，而诸证皆除。

【验案赏析】

苏某，男，38岁，干部，1995年4月27日初诊，1d前突感咽痛，干咳，全身酸痛不适，轻度恶寒，3h后体温达38.6℃，胸闷咳嗽加重，体检咽部明显充血，颌下淋巴结轻度肿大，白细胞计数正常，中性0.82%，舌质淡苔黄，脉浮紧，两肺可闻及散在干湿啰音，X线镜检示：支气管炎，证属风热闭肺，给以清肺止咳化痰汤加减：鱼腥草30g，银花30g，桔梗10g，石膏30g，知母10g，黄芩10g，桑白皮10g，瓜蒌20g，炒牛子10g，竹叶10g，芦根30g，陈皮10g，每日1剂，3剂后咳嗽、吐痰，胸闷大减，体温恢复正常，继用上方4剂后，诸证悉除，X线胸透未见异常。

加味麻杏石甘汤……治疗慢性气管炎急性发作

余　南（浙江省丽水市碧湖卫生办公室，邮编：323006）、吕云月医师单纯采用中药汤剂“加味麻杏石甘汤”治疗慢性气管炎急性发作，且辨证为痰热壅肺型的，取得较为满意的疗效。

【绝技妙法】

慢性气管炎急性发作，据临床症状辨证属“痰热壅肺”者，使用“加味麻杏石甘汤”治疗确有良好疗效。为彻底清热，在麻杏石甘汤的基础上加味，生石膏剂量可增加到 5 ~ 80g，清热药的应用须等主要症状、体征及一般情况好转，特别是热象消退后，始能减量或停用。因本方具有显著的解热、止咳、平喘作用，故临床常可用于呼吸道感染、肺炎、急性支气管炎、慢性支气管炎急性发作等。但对恶寒发热口不渴，痰多的喘咳病不宜使用本方。

治疗方法：

单纯采用“加味麻杏石甘汤”加减治疗。

【常用方药】

药物组成：麻黄 6 ~ 10g，石膏 30 ~ 60g，杏仁 10g，甘草 3 ~ 10g，鱼腥草 10 ~ 30g，黄芩 6 ~ 10g，浙贝 10g。

随证加减：

如热甚加山栀、连翘、知母，气急甚加桑白皮、地龙。如咳稀白痰量多或有水肿加葶苈、车前、黄芩，痰多加竹黄、海浮石，咯痰不畅加桔梗、枇杷叶。每日 1 剂，水煎服，分早、晚 2 次温服。

【验案赏析】

患者，男，51 岁，农民。1998 年 12 月 4 日初诊，咳嗽气急反复发作 17 年，近 3 ~ 4 年来四季均有咳嗽，近 1 周来加剧，痰量多，呈泡沫状、色白，伴有畏寒发热，口干咽痛，胸闷恶心，小便短赤，大便 3d 未行。检查：体温 39℃，急重病容，面颊潮红，头额汗出，咽红，口唇紫绀，呼吸急促，23 次 /min，张口，不能平卧，两肺满布干湿性啰音、哮鸣音，心率 96 次 /min，心音低，肝脾未及。脉滑数、苔薄黄。实验室检查，白细胞总数 $14.0\times10^9/L$；中性 0.82；淋巴 0.18。经胸透西医诊断为慢性支气管炎急性发作，肺气肿。中医诊断：饮热迫肺。处方：生石膏 50g，杏仁 10g，麻黄 6g，甘草 6g，牛蒡子 10g，黄芩 10g，桑皮 10g，地龙 10g，葶苈 10g，浙贝 10g。服药 2 剂后，体温逐渐下降退至正常，咽痛减轻，紫绀减轻，能平卧，痰量减少，两肺干湿性啰音亦减少，心率 90 次 /min。实验室检查：白细胞总数 $5.95\times10^9/L$；中性 0.72，原方续服 5 剂，一般情况均改善，食欲亦增，行动后仍有气促，检查；右肺可闻少许湿啰音。处方：麻黄 6g，杏仁 10g，生石膏 30g，甘草 10g，桑皮 10g，黄芩 6g，地龙 10g，葶苈 10g，灵磁石 15g，沉香 2g，熟地 10g。服药 5 剂，精神如常，临床症状消失。

加味参麦汤……治疗急慢性气管炎

胡邦俊医师（河南省平顶山市第一人民医院，邮编：467000）多年来以加味参麦汤治疗急慢性气管炎，通过大量临床实践表明效果显著。

【绝技妙法】

慢性气管炎隶属中医咳嗽，喘证，哮证等范畴。辨证多属肺肾阴虚型，内有宿痰。各种病因导致肺系不利，宜发肃降失常，是本病发生，发展的主要原因。

【常用方药】

基本方组成：党参 30g，麦冬 30g，姜半夏 15g，炙甘草 6g，白芍 15g，炒牛子 10g，炒苏子 6g，生山药 30g。

随证加减：

咳嗽、咯痰较重者加桔梗 10g，茯苓 15g，陈皮 6g；伴胸闷、气喘者加枳壳 6g，杏仁 10g；痰涎壅盛，喉中有哮鸣音加莱菔子 10g，白芥子 10g；伴心悸者，加炒枣仁 30g；伴便溏者可去炒牛子。

用法：每日 1 剂，加水 1000mL 煎煮，水煎 2 次相兑，约 300mL 分 3 次服，10 剂为 1 个疗程。

加味参麦汤组方严谨，麦冬、山药滋养肺肾，姜半夏、苏子燥湿化痰，降逆止咳平喘，党参、甘草健脾益胃，白芍、甘草酸甘化阴，炒牛子润肠通便，使肺气通利，诸症消除。此方不仅对慢支疗效确切，即使肺心病出现咳、喘等症及急支经西药对症治疗，用药效果不佳者，用加味参麦汤也可在 4 剂内见效，约 15 剂症状消除。

【验案赏析】

孙某，男，46 岁，农民，漯河市舞阳县。患者咳嗽，咯痰，尤以冬季为重约 5 年。曾用西药治疗，用药效果不佳。前来就诊，就诊时，患者咳嗽，吐黄色黏痰，伴纳差，乏力，大便干，舌质暗，苔厚黄，脉滑数。给予加味参麦汤治疗。处方：党参 30g，麦冬 30g，白芍 15g，茯苓 15g，炙甘草 6g，生山药 30g，姜半夏 15g，炒牛子 10g，炒苏子 6g，桔梗 10g，陈皮 6g，日 1 剂，水煎，分 3 次服，服 4 剂后症状明显好转。嘱其饮食清淡，忌油腻，辛辣，继服 15 剂后诸症状基本消除，又服 6 剂以巩固病情，随访半年未见复发。

费氏金牛汤……治疗慢性气管炎急性发作

路笑梅医师（南京中医药大学第二附属医院，邮编：210009）采用费氏金牛汤治疗慢性气管炎急性发作，疗效较好。

【绝技妙法】

费氏金牛汤原用于肺热咳嗽“实之甚者，痰气闭结，语言不出，此为塞金不鸣，金牛汤主之”。肺为娇脏，因痰热壅盛或湿痰阻滞，气机升降不顺则咳喘不息，音哑难语。慢性气管炎急性发作，气管黏膜充血水肿，分泌物增多，气道不畅，胸膈痞闷，则现痰气闭结壅塞之实证，应用金牛汤颇为对证。

【常用方药】

金牛汤方组成及剂量：郁金6g，牛蒡子（炒研）10g，陈麻黄（蜜水炙）3g，瓜蒌皮10g，贝母6g，苏子5g，白芥子3g，橘红3g，半夏3g，桑白皮6g，枇杷叶（刷毛蜜炙）15g，（原方还有沉香1.5g）。

治疗方法：

所有患者均主以费氏金牛汤，或金牛汤加减治疗，其中部分患者在炎症急性期有高热，血象白细胞总数在1.2万以上、中性粒细胞在75%以上者辅以抗生素控制感染。服用金牛汤以7d为1个疗程。治疗后均以实验室检查及X摄胸片作对照。

费氏金牛汤中牛蒡子辛散苦泄，散风热，清热解毒利咽；麻黄辛温，性升散，宣肺止咳；瓜蒌、贝母甘寒，清化热痰；苏子、杏仁降泄肺气化痰；白芥子利气散结化痰，半夏燥湿化痰；橘红理气化痰；桑白皮泻肺热与泻肺中水汽而平喘咳。尤其是方中应用了活血药郁金，针对慢性咳喘患者多见有心肺瘀血气滞，郁金辛散苦泄，活血行气而解郁，能提高全方之疗效。另外方中牛蒡子、瓜蒌、杏仁、苏子还有一定润肠通便之功，对肺与大肠相表里的肺热咳喘，大便干结有作用。故综观全方有宣散、肃降、化痰、活血、理气、利水、通便诸功效，能针对慢性支气管炎急性发作所见的风热、痰热、湿痰证之咳喘、胸闷、痰多难咯、大便干结等症状有明显的改善作用。

【验案赏析】

郭某，男，67岁，X摄片号00392，1992年11月30日门诊。主诉：反复间断性咳嗽，咯痰30年之久，近因气候变化而感鼻塞声重，恶风身热，咽痛头痛，肢体酸痛，咳嗽声浊，咯痰不爽，痰白或黄，胸闷气喘，舌苔薄黄，脉浮，重按弦滑。听诊：两下肺有散在湿性啰音，X摄片提示两肺纹理增强增浓，体温37.5℃，实验室检查，白细胞总数7.8×10^9/L，中性粒细胞72%，证属风热外袭，肺气不宣，治以解表宣肺化痰，方以金牛汤加柴胡15g，银花15g，连翘10g。3剂寒热已解，头身疼痛缓解，仍以金牛汤调治2周后咳嗽、咯痰等症状消失，血象正常，X摄片浓密肺纹理消失。

益肺通络汤……治疗慢性气管炎、支气管哮喘

马力行（山东金乡县中医院，邮编：272200）、杨建军医师自拟益肺通络汤治疗慢性气管炎、支气管哮喘，取得较好疗效。

【绝技妙法】

慢性支气管炎、支气管哮喘属中医学“支饮”、“咳喘”范畴。病始于肺，久之波及脾肾，其病在肺，本在肾。肺气壅遏不宣，清肃之令失常而致咳嗽，脾虚生湿，聚为痰浊，浊痰上责于肺遂为咳嗽，“脾为生痰之源，肺为贮痰之器”，肾为主水之脏，说明痰湿在发病中的重要机理及治疗上调理气机祛湿祛痰的作用，益肺通络汤旨在截断生痰之源，且开通祛痰之路具有益肺、宣肺、祛痰平喘之效。

【常用方药】

益肺通络汤：党参、茯苓各15g，黄芩、生桑皮各12g，当归、赤芍、白术、五味子各10g，陈皮、半夏、麻黄、桂枝各6g，葶苈子、甘草各9g。水煎服，每天1剂，15d为1个疗程，疗程间隔3d。

治疗结果：

服本方治疗后，咳喘明显改善，或本年不再发作为显效；咳、喘、痰三症均有一定程度减轻为好转；三症略有减轻为有效；三症未见改善为无效。结果显效48例，好转12例，有效7例，无效3例，总有效率94%。

本方所选药物经现代药理研究，半夏、陈皮有镇咳、祛痰抑菌、抗炎作用，对支气管有扩张作用；甘草具有氢化可的松样的抗炎作用，能促进支气管的分泌，使痰易咳出，祛痰镇咳，疗效显著；麻黄、葶苈子均有镇咳平喘作用，麻黄能松弛支气管平滑肌，葶苈子疗痰涎阻滞、咳嗽喘促的实证，有泻肺消痰平喘之效，黄芩有较广的抗菌谱，对金黄色葡萄球菌、肺炎球菌等10余种细菌有不同程度的抗菌作用；党参、白术、茯苓均能提高机体免疫功能，增强抵抗力而起益肺脾肾之功；当归、赤芍活血化瘀疏通肺络，有利顽痰咯出。益肺通络汤用于慢支、支气管哮喘的治疗，经临床病例观察，疗效显著，且无毒副作用，更不产生耐药性，特别是对老年患者肺、脾、肾虚型疗效更好，尤其适用于西药治疗疗效较差的患者。

【验案赏析】

王某，男，54岁。1993年11月10日诊，患哮喘10余年，感寒劳累即发，冬、春季加重，近日呼吸困难，咯痰、气急不得平卧，下肢轻度浮肿，服抗生素、氨茶碱、氟美松等疗效不显，舌淡苔薄腻，脉细滑。胸部透视诊为:慢支、肺气肿。投益肺通络汤3剂,再诊喘咳减轻,浮肿渐消,但活动则喘甚,脉细滑。效不更方,守方继服3剂,哮喘已平,惟轻咳痰少,伴纳呆,守上方加春砂仁6g服6剂,诸证消失,食量增加,追访1年,哮喘未复发。

活血止嗽汤……治疗急性气管炎

现代医学认为急性气管炎因病毒或细菌感染、理化刺激或过敏所引起。祖国医学多将该病归于外感咳嗽这一类。陈治平医师(湖北省中医药研究院,邮编:430074)用自拟活血止嗽汤治疗,疗效尚满意。

【常用方药】

主方药物组成:麻黄6g,杏仁15g,桔梗6g,百部15g,紫菀15g,冬花15g,红花6g,丹参15g,地龙12g,甘草6g。

服法:水煎服,每日1剂,5d 1个疗程。

随证加减:

有黄痰者加鱼腥草20g,黄芩15g;痰量多质稀者加制半夏15g,茯苓15g。

现代医学认为急性气管炎的病理改变主要是支气管黏膜充血水肿……因此,在治法上配合活血祛瘀是比较适合的。本方是由三拗汤、止嗽散加活血药而组成,旨在宣肺止咳化痰的同时,配合活血药以解除血瘀的病理变化。

方中三拗汤(麻黄、杏仁、甘草)、桔梗宣肺化痰;冬花止咳,紫菀祛痰,合理配伍,相得益彰;百部长于治久咳;丹参、红花、地龙活血祛瘀。另据现代研究,三拗汤有明显的抗病毒作用;丹参、紫菀、百部在体外对多种细菌和真菌有抑制作用。由于配方得当,从而达到了高效、速效的目的。

【验案赏析】

李某，女，37岁，教师，1994年4月12日就诊。

诉21d前因受凉开始咳嗽，痰多，在某医院查血：白细胞总数$5\times10^9/L$，中性0.68，淋巴0.32，胸透：双肺纹理增粗，经过1个星期静脉滴注青霉素加氨苄青霉素和口服川贝枇杷膏治疗，无效。作药敏试验，提示对氯霉素、环丙沙星敏感。作药敏期间曾服用麦迪霉素和咳特灵，后又静脉滴注环丙沙星1周，咳嗽始终未减。诊查时患者诉惟咳嗽难忍，咳时痛掣胸腹，因咳嗽而影响睡眠和饮食，痰量1d100余mL。查体温正常，不喘，舌淡红，苔薄白，脉浮滑，肺部呼吸音粗糙，血液化验和X线检查无异常。此证属寒邪壅肺，气机不畅，郁久成瘀。

治以宣肺化痰，活血利气。方用活血止嗽汤加味：麻黄6g，杏仁15g，桔梗6g，百部15g，紫菀15g，冬花15g，红花6g，丹参15g，地龙12g，甘草6g，制半夏15g，茯苓15g。5剂，水煎服，每日1剂。4月17日复诊诉：服药1剂即咳嗽减轻，3剂后已基本不咳，痰亦大为减少，服5剂痊愈。

穴位贴敷咳喘散……治疗慢性气管炎

陈育红医师（青海省康复医院，邮编：810007）采用穴位贴敷咳喘散治疗慢性气管炎，疗效明显。

【绝技妙法】

治疗方法：

(1) 药物组成

白芥子、甘遂、元胡、细辛、洋金花、干姜、非那根、樟脑。

(2) 制作方法

先将白芥子、甘遂、元胡、细辛、洋金花、干姜诸药分别提取，将提取物与非那根、樟脑混合均匀，最后加入基质，制成 4cm × 6cm 橡皮膏备用，选用穴位：肺俞(双)、心俞(双)、膈俞(双)，在贴治穴位处先拔罐 5min(不可拔破皮肤或起泡)，起罐后再贴膏药，每年夏季三伏天使用，即初伏、二伏、三伏各 1 次，一般贴 4～5h 后取去，连续贴敷 3 年。

临床观察表明，患者咳、痰、喘症状明显好转和改善，感冒减少，过敏现象消失或减轻，体力增加，增强了机体抗病能力，此法简便易行、省时、痛苦小，尤其冬病夏治，深受患者欢迎，临床上值得应用。

治疗标准

治愈：咳、痰、喘基本消失；显效：咳、痰、喘明显减轻。结果 3 年治愈率为 28.1%,3 年基本控制为 40.6%, 总有效率为 93.8%。

以上药物有利肺气、化寒痰、舒经、活络行气、开窍、止痛、温中散寒、回阳通脉、缓解痉挛，能使体外周血淋巴细胞 ANAE 之阳性率明显升高，人体免疫功能有所增强，能增进体力，增强机体抗病能力。

部分喘息型气管炎患者，结果发现贴药治疗能提高巨噬细胞的吞噬能力，提高淋巴细胞的转化率，升高血清 C 球蛋白的比例和增加血浆皮质醇的含量，降低血中嗜酸性细胞的数目，表明贴药后机体的细胞免疫能力有所增强，丘脑—垂体—肾上腺皮质系统的内分泌功能有所改善，使在冬季来临未发病之前的机体防御功能得到改善和加强。

清气化痰汤加减方……治疗支气管哮喘

高季鸿（北京市公安医院中医科，邮编：100006）、耿建国医师运用清气化痰汤加减方结合西医对症治疗支气管哮喘患者，获得了较为满意的疗效。

【绝技妙法】

支气管哮喘属中医“哮证”、“喘证”范畴，是一种反复发作性的喉鸣气喘疾患。其病机多为邪热壅肺，痰浊阻滞，痰热交阻，肺失宣降，临床以胸闷、气急、喘息、喉间哮鸣音、咳嗽、咯痰黄黏、发热、舌质红、苔黄腻、脉滑数为主要表现。治疗上以清热化痰，宣肺平喘定哮为主。

治疗方法：

均予西医治疗，给予抗感染、解痉平喘、糖皮质激素等对症治疗。加服清气化痰汤。

【常用方药】

药物组成：黄芩 20g，板蓝根 40g，胆南星 10g，瓜蒌仁 40g，杏仁 15g，浙贝母 10g，桑皮 15g，前胡 6g，桔梗 15g，苏子 15g。

随证加减：

哮喘发作期，发热、痰多黄稠，重用黄芩 30g，板蓝根 50g；哮喘缓解期，阵发痉咳，咯痰不畅，减用黄芩为 10g，板蓝根 30g。上药水煎 2 次，每次服 200mL，日服 2 次。10d 为 1 个疗程。

清气化痰汤（丸）出自明 · 吴昆的《医方考》，由陈皮、杏仁、枳实、黄芩、瓜蒌仁、茯苓、胆南星、半夏等药组成，具有清热化痰止咳作用，是临床治疗痰热咳、喘的常用方剂。清气化痰汤加减方是在本方基础上，祛温燥之陈皮、半夏和破气之枳实，加板蓝根、浙贝母、桑皮、前胡、苏子增强其清热化痰，止咳平喘之效。方中黄芩、板蓝根清泄肺热为君药；瓜蒌仁、浙贝母、胆南星化痰清热为臣药；桑皮、前胡、桔梗、苏子宣肺平喘定哮，茯苓健脾祛湿，固后天之本，杜生痰之源，共为佐使药。诸药合用，清泄肺热，宣通肺窍，清除膈间顽痰，共奏清热化痰、宣肺平喘定哮之功，恰合支气管哮喘邪热壅盛、痰浊阻滞的病机。运用清气化痰汤加减方，配合抗感染、抗炎、支气管扩张剂和止咳化痰药物等对症治疗，可明显改善临床症状，缩短疗程，加速病情的痊愈。

哮喘方……治疗支气管哮喘

“哮喘方”是全国老中医药专家学术经验继承工作指导老师、广州中医药大学黎炳南教授根据自己半个世纪治疗小儿支气管哮喘之经验而拟定两个基本方。意在融诸法为一炉，利于随证加减，效验甚著。郑星宇、吕绍光、郑姜钦等医师（福建省立医院，邮编：350001）师从黎老哮喘专科门诊 3 年，将其两个基本方加重活血祛痰之品，改用于治疗成人支气管哮喘，以进一步探讨哮喘两个基本方作用机制，扩大其应用范围。疗效满意。

【绝技妙法】

治疗方法：

喘乐宁气雾剂每日 2 次，必可酮气雾剂每日 2～3 次，每次 2 喷(200～300U)。坚持治疗 1 年，观察 1 年。在上述西药治疗的基础上，将哮喘分为发作期和缓解期，加用中药汤剂治疗 4.5 个月。这个时间制定，是为了服用中药时间跨度超过一个季节，同时又避免过长服用汤剂而无法坚持。发作期用“哮喘一号方”，缓解期用“哮喘二号方”。

【常用方药】

“哮喘一号方”组成：麻黄 5 ~ 10g，桂枝 3 ~ 9g，鱼腥草 15 ~ 30g，苏子 10 ~ 15g，葶苈子 10 ~ 20g，海浮石 10 ~ 20g，五味子 10 ~ 30g，党参 15 ~ 30g，白术 10 ~ 15g，炙甘草 6 ~ 9g。每日 1 剂水煎分 2 次服。

随证加减：

偏寒者可以酌加细辛、附子、白芥子；偏热者去桂枝加大青叶、黄芩；多汗者重用五味子、白术、龙骨、牡蛎等；气虚者以人参易党参；肾虚酌加熟地黄、女贞子、补骨脂等。具有宣肺平喘，化痰扶正之功。

“哮喘二号方”组成：黄芪 30g，熟地黄 15 ~ 30g，白术 10 ~ 15g，五味子 6 ~ 15g，炙甘草 3 ~ 6g，当归 6 ~ 15g，桃仁 5 ~ 10g，莪术 15g，茯苓 15 ~ 30g，半夏 6 ~ 15g，浙贝母 15g，天竺黄 6 ~ 10g。

该方补则滋养肺脾肾，攻则兼利痰祛瘀，亦可根据临床略作增减。

对照组：喘乐宁气雾剂每日 2 次，必可酮气雾剂每日 2 ~ 3 次，每次 2 喷 (200 ~ 300U)。坚持治疗 1 年，观察 1 年。两组在治疗过程中，均可短暂使用抗生素、口服糖皮质激素。

分析：

(1) 哮有宿根

黎老认为哮喘病因虽多，内有宿根是其主因，但对宿根却未界定在一种病因上。若局于内虚、限于寒热，或仅言痰瘀等单一原因，实乃庖丁解牛，未见全牛，与临床实际亦不符合。“哮喘方”原为治疗小儿哮喘，兼顾上述多因素。加强了活血祛痰之品，更为贴近现今成人嗜食肥甘，痰湿内蕴，病久浮躁，气血逆乱的特点。

(2) 发作期和缓解期

临床患者相当一部分有明显的发作期与缓解期，亦有一部分患者两期界线并不明显。哮喘方分为一号方和二号方，即是针对此一特点，发者主攻其邪，缓者重在扶正，各有偏重，却无偏废，此言其常也；亦有其变，发若虚喘，补虚尚恐其迟，如何言伐；缓解而痰瘀未祛者，又当祛痰化瘀，佐以补虚，以求瘀祛新生，缓缓图之。

(3) 升降出入，治疗关键

哮乃邪阻气道，发散通利是正治；但是，喘甚则阳气浮越，不可不虑，哮喘方收散并行，刚柔互济，五味子、党参收敛正气，麻黄、桂枝散其邪气，当归、龙骨、牡蛎等潜纳，麻黄、桂枝、前胡等升散。使得邪气升散于外，气务归降于内。

(4) 活血祛痰，刚柔并举

哮证病久积深，当今之人，又多痰瘀，活血祛痰，必不可少。惟苦燥祛痰则伤阴，活血多破而耗气，皆过刚而失柔，难以久用。哮喘方用熟地、当归、黄芪配合桃仁、莪术、半夏、浙贝、竺黄等正是以柔济刚之意。

(5) 寒热同用，各尽其能

临床纯寒纯热之证少见，径投泻热或散寒之品，每致阳热之邪未清，虚寒之气益甚；或阴寒之邪未散，虚热之邪益亢，故哮喘方既常选用麻黄、桂枝除寒，又用黄芩、鱼腥草清热，并行不悖，各立其功。

自拟化瘀定喘方……治疗支气管哮喘

王林静医师（河南鹤壁市第一人民医院，邮编：458000）自拟化瘀定喘方用以治疗支气管哮喘，取得良好疗效。

【绝技妙法】

支气管哮喘乃临床常见病，属中医喘证、哮证范畴。中医传统治疗以祛痰平喘、培补摄纳为主。

但纵观临床，患者除痰喘外，多兼面、唇、舌、指色暗，为瘀血之征。据此，为活血化瘀治疗支气管哮喘提供了理论依据。

【常用方药】

以化瘀定喘方为主方辨证治疗。

方药：桃仁10g，红花15g，当归15g，川芎15g，赤芍20g，炙麻黄15g，石膏15g，桑白皮15g，款冬花15g，葶苈子10g，紫苏子20g，杏仁10g，甘草5g。

随证加减：

痰多色白、苔白厚腻者为痰湿壅盛，加陈皮20g，半夏10g，白芥子10g，茯苓20g；痰黄而稠、舌红、苔黄腻者为痰热，加瓜蒌20g，鱼腥草20g，桔梗15g，胆南星10g；喘病日久言语无力、自汗畏风、口干者为气阴两虚，加太子参15g，麦冬15g，五味子20g，黄芪20g；喘病日久，心悸、尿少，下肢肿胀，舌淡、脉沉细数者为水饮凌心，加制附子10g，桂枝10g，茯苓20g，白术15g，泽泻20g。

化瘀定喘方中桃仁、红花、当归、赤芍、川芎活血化瘀，炙麻黄宣肺平喘，石膏清热以制麻黄温热。桑白皮、款冬花、葶苈子、紫苏子、杏仁化痰平喘，甘草调和诸药。诸药合用，共奏活血化瘀、祛痰平喘之功，与支气管哮喘之病机——痰瘀互结相符，故临证常有桴鼓之效。

【验案赏析】

顾某，女，37岁，1997年12月3日初诊。患者6年前患气管炎，咳嗽、咳痰，未予正规治疗，渐至呼吸困难，喘促难续，经抗生素、糖皮质激素及中药治疗症状缓解。以后每年均发作 2 ~ 4 次，诱因多与受寒有关。2d 前洗浴后外感风寒，哮喘发作。证见呼吸困难，喘促难续，不能平卧，活动后加重，喉中有哮鸣音，口唇紫绀，痰量多，色白，舌质暗，苔白略厚，脉滑数。肺部听诊有明显哮鸣音，双肺散在湿啰音。血常规化验：WBC11.2 × 10^9/L，N85%，L13%。辨证为痰瘀互结，治以活血化瘀，祛痰平喘。

方用化瘀定喘方加减：桃仁 10g，红花 15g，当归 15g，赤芍 20g，川芎 15g，炙麻黄 15g，石膏 15g，桑白皮 15g，款冬花 15g，葶苈子 10g，紫苏子 20g，杏仁 10g，地龙 20g，甘草 5g，陈皮 20g，半夏 10g。水煎服，日 1 剂。服药 3 剂，症状明显减轻。继服 3 剂，症状完全消失，复查血常规化验无异常。随访 1.5 年，未见复发。

黄氏定喘方……治疗小儿支气管哮喘

黄锡琨主任是我市著名中医儿科专家，师从江苏名医褚润庭。黄老精通岐黄之术，尤擅治小儿呼吸道疾患，自拟“定喘方”治疗小儿支气管哮喘，化痰止咳、平喘解痉效果明显。现将李荣平医师（江苏镇江市中医院大西路分部，邮编：212003）整理总结的黄老治疗经验介绍如下：

【绝技妙法】

根据中医理论，小儿哮喘多因痰浊内盛，复感外邪引起，素体阳虚，气不化津而导致寒痰内伏，若感受外邪则表现为寒性哮喘；痰热伏肺或寒痰久郁化热，一旦感受外邪则表现为热性哮喘。寒性哮喘治宜温肺化痰，解痉平喘，以“定喘 1 号”方治疗；热性哮喘治当清热化痰，解痉平喘，以“定喘 2 号”方治疗。

【常用方药】

定喘方组成：

(1) 定喘1号：炒苏子、制半夏、白芥子各6g，炙白前、炙远志、炙紫菀、杏仁、地龙各10g，麻黄、全蝎、炙甘草各5g，炙僵蚕、鹅管石（先煎）各20g。此方用于治疗寒性哮喘。

(2) 定喘2号：炒黄芩、炒葶苈子各6g，炙桑白皮、杏仁、地龙、瓜蒌皮、大贝母、炙远志、炙紫菀各10g，天竺子3g，制麻黄、全蝎各5g，炙甘草、炙僵蚕各20g。此方适用于热性哮喘。

服用方法：

5岁以上小儿，每日1剂，分2次煎服；4～5岁，每日1剂，煎1次，药汁200mL左右，分4次口服。4岁以下患儿，需调整部分药量：炙麻黄3g，炙白前6g，地龙5g，全蝎3g，炙僵蚕15g；3～4岁患儿，每日1剂，每剂煎2次，分4次口服，上、下午各服2次；3岁以下患儿，每日1剂，只煎1次，取汁约150mL；1岁以上患儿，分4次口服，1岁以下患儿，分8次口服，每次间隔2小时。

定喘方两方共用炙麻黄、杏仁、炙紫菀止咳化痰定喘，炙远志化痰，全蝎、炙僵蚕、地龙、解痉平喘抗过敏。1号方中化痰平喘药以温药为多，如炒苏子、白芥子、炙白前、橘红、制半夏、鹅管石；2号方中以凉药居多，如炒葶苈子、天竺子、炒黄芩、瓜蒌皮、大贝母……然而汤药起效相对较慢，哮喘患儿一旦出现烦躁、哭闹、口周明显发绀，或24h内哮喘无缓解，应立即给予吸氧、氨哮素雾化吸入、氢化可的松静脉滴注，同时测血气、血电解质及二氧化碳结合力。根据测得结果进行补液，纠正酸中毒，以防急性呼吸衰竭的发生。

【验案赏析】

案1: 王某,女,4岁。1996年2月1日初诊。

患儿2d前偶有声咳,伴鼻流清涕.今起咳嗽加重,喉间痰声漉漉,气促不平,面色晦暗,口周发青。听诊:两肺满布哮鸣音。舌淡苔白腻,脉濡滑。证属寒痰伏肺之寒哮。治拟温肺化痰,止咳定喘。以"定喘1号"方治疗。药用:炒苏子、地龙、白芥子、炙白前各6g,炙麻黄4g,橘红、制半夏、炙甘草各5g,鹅管石(先煎)20g,杏仁、炙远志、炙紫菀各10g,全蝎3g,炙僵蚕15g。服药同时,忌食鱼、虾、蟹。3剂药后,患儿无咳喘,听诊:两肺呼吸音清晰,未闻及干湿啰音。2个月后,患儿因患"水痘"前来就诊,问其家长,迄今哮喘未再发作。

案2: 张某,男,10岁,1997年4月8日初诊。患儿既往有哮喘史,今食海鲜后哮喘复又发作,喉间有哮鸣音,气息不平,呼气延长,咳嗽有痰,口干舌燥,面部发红,舌红,苔黄腻,脉滑数。证属痰热伏肺之热哮。治宜清热开肺,止咳定喘。以"定喘2号"方治疗。药用:炒黄芩、炒葶苈子各6g,炙麻黄5g,炙桑白皮、杏仁、地龙、瓜蒌皮、大贝母、炙远志、炙紫菀各10g,天竺子3g,炙僵蚕20g,全蝎、炙甘草各5g。1剂药后,患儿气喘明显好转。续服2剂,患儿不再咳喘。听诊:两肺均未闻及哮鸣音。嘱患儿平时忌蟹虾,尽量少食鱼类,随访8个月,哮喘未复发。

中医辨证……治疗小儿哮喘

罗玉华医师(四川省第五人民医院,邮编:610031)小儿哮喘因其生理特点,其发作易从热化,发作时多从痰热治疗,缓解期则以培补为主,疗效较好。

【绝技妙法】

小儿脏腑娇嫩，形气未充，稚阴稚阳之体，机能和功能都很脆弱，对疾病抵抗力差。若遇下列各种诱因，即可发病。如风寒外侵，或风热袭肺，湿热内郁，痰火上攻，饮食内停，尘粉煤烟，鱼虾禽肉蛋类等，都是哮喘复发的原因。然哮喘之痰，不是原因，而是结果。罗玉华医师认为这种结果就是张仲景“喘有夙根”的说法，哮喘发作，莫不有痰。痰生于脾湿，上储于肺，故脾为生痰之源，肺为储痰之器。哮喘的复发，必须具备《证治汇补》所说的3个条件，即“内有壅塞之气，外有非时之感，膈有胶固之痰，三者相合，闭拒气道，搏击有声，发为哮喘。”

【常用方药】

1. 发作期

虽然有寒热之分，但由于小儿为“纯阳之体”，感受外邪后易从热化，所以多为实热证居多。症见：咳喘较重，呼吸急促，喉间痰鸣有声，胸高气粗；兼见一派热象，如痰黄稠不易咯出，烦躁、面赤，舌红苔黄腻，脉滑数，指纹青红；兼见风热表症，如发热、畏风、鼻塞流涕、头痛等。治疗“首先平喘”，用仲景的麻杏石甘汤。以麻黄宣肺为主，加上清气分实热的石膏、苦降的杏仁、清热润肺的甘草，故有宣肺、清热、降逆润肺的作用。

随证加减：

若痰热内盛可加银花、连翘；若热伤肺阴，痰少而黏，咽干、烦躁，舌红少津，可加沙参、麦冬养阴清热；喘甚加葶苈子、苏子、白芥子；咳甚加肺经草、紫菀、冬花；咽喉痛加大力子、射干、板蓝根等；小便短赤加车前子。若湿热并重，症见胸痞腹胀、倦怠不食、痰浊、苔黄厚腻、脉濡数、指纹紫滞，用千金苇茎汤加杏仁、滑石，痰多者加贝母。若痰火重者，症见痰黄稠，气急哮吼，口渴引饮，大便秘结，唇舌红，苔黄燥，就要清火泻肺，通腑平喘，用葶苈丸加瓜蒌仁，痰多者加海浮石、冬瓜仁，喘甚加桑白皮、冬花，哮甚加苏子、白芥子。对于寒喘，笔者也喜欢以麻黄为主，习用温散肺寒而化痰饮的小青龙汤，药用细辛、法夏、麻黄、桂枝、五味、白芍、甘草等；也可用麻杏苏葶二陈汤，药如麻黄、杏仁、苏子、葶苈子、法夏、陈皮、茯苓。

2. 缓解期

由于小儿哮喘发作的主要原因是内伏之痰为诱因所发，属于肺、脾、肾三脏之病，所以缓解期治疗皆从肺、脾、肾三脏着眼，补字着手，以扶正为主。应坚持服药，长期调理，注意饮食。

(1) 肺虚

易感冒，虚汗自出，体倦无力，唇舌淡白，脉象虚弱，指纹青红。治疗应补肺固本，用玉屏风散。虚汗多者加龙骨、浮小麦；有痰者加半夏、贝母；肺虚甚者加阿胶。

(2) 脾虚

体倦神疲，少思饮食，平时痰多，常因乳食停滞而诱发。治以健脾益气、燥湿祛痰，方用六君子汤。若大便溏泄加扁豆、苡仁，腹胀加枳壳、厚朴，食少不化加神曲、砂仁、谷麦芽、山楂等。

(3) 肾虚

久喘及肾，肾气亏乏，肾不纳气，平时就气短，动则尤甚，舌淡苔白，脉沉弱，指纹色淡。治疗应以补肾纳气，偏于阳虚用金匮肾气丸，偏于阴虚用六味地黄丸。

【验案赏析】

案 1: 沈某，女，2 岁，1999 年 4 月初诊。患儿呼吸急促，喉间有哮鸣声，咳嗽，痰黄稠，流涕鼻塞，发热，咽喉红肿，大便干燥，唇红，苔黄，指纹青红。诊断：哮喘。辨证：风热哮喘。治则：辛凉宣肺，降逆平喘。处方：麻黄、甘草各5g，杏仁、前胡各9g，石膏15g，麦冬、海浮石各12g，荆芥、黄芩、苏子、薄荷各8g。复诊时诸症大减。原方加减再进2剂，病痊愈。

案2：王某，男，7岁，2000年11月初诊。反复哮喘已4余年，平时易感冒，每因感冒而哮喘。此次也因气候突变未及时加衣而发病。症见：呼吸困难，喉间痰鸣有声，畏风，鼻塞流涕，咳嗽，痰多清稀，食差，面色青白，消瘦，舌淡苔薄白，脉象浮紧。诊断：哮喘。辨证：风寒哮喘。治则：散寒平喘，祛痰降逆。处方：麻黄、葶苈子、荆芥、法夏各8g，杏仁12g，石膏25g，甘草、细辛各5g，冬花10g，五味6g。3剂，每日1剂。复诊时，哮喘已得到控制，但见痰多，呼吸细微，自汗，精神疲惫，食差，便溏，脉象虚弱，苔白质淡。此乃肺脾虚之象，治宜健脾益气敛肺。处方：泡参18g，茯苓15g，白术、扁豆各12g，黄芪20g，防风10g，龙骨20g，五味6g，法夏8g，甘草5g。上方加减服用月余，患儿食欲有增，很少感冒。

治疗小儿哮喘持续发作

名老中医任国顺治疗小儿哮喘持续发作的经验，认为小儿哮喘持续发作病因复杂，临床辨治应重视以邪之清浊分内外、表里论治。并着眼从表、从里、从虚3方面进行辨治应用。任桂华医师（湖北中医学院，邮编：430061）将其经验予以整理，现介绍如下：

【绝技妙法】

(1) 清邪袭肺治从表

任老认为，清邪袭肺，病邪在表，故治仍当从表。然哮喘反复持续的发作，应与初病暴发之证相区别，此时邪恋日久，正气不足，法当邪正同治，既以轻清之品，轻透表邪，又不忽视治标固本、扶正祛邪。即以祛邪为主，兼以扶正，可在宣散剂中稍作收敛，使外邪去则正自安，顽疾渐愈。

任老认为小儿哮喘外感风寒者多，风热者少；寒包热者多，纯热者少，故临床遣方用药，不为“炎症”所惑，慎用寒凉，善用辛温。常用性味略温，寒热兼施，宣、肃、敛三法并举的九宝汤治疗，轻透表邪，达郁开闭，止咳平喘。

方中取紫苏叶、薄荷、桂枝、炙麻黄质轻味薄之品，调和营卫，透达表邪，宣肺开闭；桑白皮、大腹皮、厚朴、苦杏仁、陈皮等性善主降之品，下肺气、理中气、消痰涎，肃肺平喘；乌梅酸涩，入肺则收，为麻黄、桂枝之监，使祛邪而不伤正。诸药合用，有升有降，有散有敛，升降相应，翕辟有度，具有抗过敏、抗菌、缓解支气管平滑肌痉挛的作用。此方用于治疗宿有哮喘，因外感诱发者，效果显著。临床可据证加减：寒包热者，加黄芩、连翘、鱼腥草，或加大桑白皮用量；鼻炎者加苍耳子、辛夷、鹅不食草等；痰稠者加胆南星、川贝母、竹沥；痰多而稀者加制天南星、法半夏。

(2) 浊邪闭肺治从里

任老认为，胸者阳也，内踞心肺，为清旷之所，容不得丝毫阴浊之邪。临床最常见的阴浊之邪为痰，亦是哮喘发作最重要的病因。症见：哮喘反复发作，痰鸣如吼，气急喘促，胸闷难言，喘不着枕，痰白而黏或咯痰不爽，苔白黏腻或浊腻，脉沉滑数，指纹青紫多达气关。甚者见颜面、口唇、肢末青紫等危候者。治当从里，首当辨虚实。实者，以气壅痰结血瘀为主要病理改变，法当泻肺除壅，疏利三焦，治痰治瘀以平哮；临床以调气为先，使气顺痰易消，气行血活，从而达到气机调畅，三焦通利，肺气顺降之目的。

定喘汤是任老创立的止哮经验方。该方由葶苈子、紫苏子、白芥子、莱菔子、茯苓、泽泻、苦杏仁、橘红、厚朴、丹参组成。方中着眼于疏利，以葶苈子苦寒泻下，降肺气、除痰壅兼走大肠；泽泻、茯苓清肺气，滋水之上源，脾肾同治；橘红、厚朴调中快膈，稀释痰涎；紫苏子、白芥子、莱菔子、苦杏仁下气消胀，与上药同用，可使痰浊消散，气机通畅；丹参活血化瘀，并有抗过敏作用，与葶苈子相配，更具有活血通脉之功。临床运用于支气管哮喘急性发作或哮喘持续状态、喘息性支气管炎、肺气肿及呼吸窘迫综合征等表现为肺气壅塞证者，疗效显著。本方乃通利之剂，小儿脏腑娇嫩，必须中病即止，以防耗伤正气。

(3) 久哮难平治从虚

任老认为，小儿哮喘持续难平，经久不愈与正气虚损密切相关。常以神应散治疗，方由太子参、阿胶珠、白术、茯苓、山药、乌梅、炙麻黄、苦杏仁、地龙、甘草组成，具有益肺健脾、敛肺止哮之效。

【验案赏析】

刘某，男，8 岁，1998 年 8 月 12 日初诊。其母代诉：患儿自幼罹患哮喘，每因感冒或饮食不慎即发。近因饮寒食冷而发，哮喘持续 10 余天，迭进中西药治疗不效来诊。诊见：患儿咳吼喘促，张口抬肩，哮鸣之声可达户外，胸闷憋气难耐，夜难着枕，面色晦暗，口唇青紫，神疲，纳呆，大便稍干，小便微黄，舌暗红、苔厚腻，脉沉滑数。双肺布满哮鸣音及干湿啰音。证属饮食伤胃，浊邪内生，痹阻胸阳，阻遏三焦，水湿痰瘀互结，肺失肃降。急以定喘汤涤浊开瘀，通畅三焦。

处方：丹参、紫苏子、莱菔子各 10g，白芥子、厚朴、橘红、泽泻、茯苓、苦杏仁各 10g，甘草 5g，3 剂。浓煎，3h 服药 1 次。服药 2 剂，哮已减半，二便通利，面晦唇紫渐消，惟咳甚痰多。嘱服完余剂来诊。后以人参五味汤调理 6d，患儿神爽纳增，气息平和而愈，续以疗本之法调理 3 月，随访 2 年哮喘未发作。

中医辨证……治疗小儿咳嗽变异性哮喘

廖永州医师，主要从事小儿多动症的临床研究。古学文医师（广州中医药大学第一附属医院，邮编：510405）小儿咳嗽变异性哮喘（coughvariantasthma,CVA）或称过敏性咳嗽，是哮喘的一种特殊形式，以咳嗽持续或反复发作为主要特征。采用中医辨证治疗 CAV，疗效明显。

【常用方药】

治疗方法：

治以宣肺散结，止咳平喘法。

药物组成：麻黄 3～5g，杏仁 5～10g，甘草 3～6g，百部 6～10g，七叶一枝花 3～6g，地龙 8～12g，白僵蚕 8～12g，桔梗 6～10g，丹参 10～15g。

随证加减：

外邪不解，咳嗽时发时止，清晨为著加防风、蝉蜕；偏风热加黄芩、菊花；偏风寒加苏叶、细辛；习用寒凉，阻遏阳气而发，夜间咳甚，汗多，四肢不温加桂枝、黄芪；若干咳频作，数月不愈，夜咳为重，大便干结加浙贝母、百合；治疗后期咳嗽消失加黄芪、党参、淫羊藿。

服用方法：

水煎服，日 1 剂。10d 为 1 个疗程，每月服 1 个疗程，连服 2～5 个月。服药期间禁甜食及荤腻生冷之品。

疗效标准：

痊愈：咳嗽 1 周内消失，疗程结束后随访 9 个月无复发；显效：治疗 1 周或疗程内咳嗽消失，9 个月后复发 1～2 次，短期治疗后迅速缓解；有效：疗程内咳嗽基本消失，停药后仍有少许咳嗽；无效：经治疗后症状无改善或转变为哮喘。

治疗57例，痊愈49例，显效5例，有效3例。总有效率100%。无转变为哮喘病例。

廖永州等医师认为CAV病因有风、痰、瘀，还有虚。我们在治疗上除止咳平喘外，兼以祛风化痰，活血补虚。基本方中麻黄、杏仁、甘草即三拗汤，宣肺平喘止咳，轻开肺气，又能顺气。其中麻黄抗过敏，缓解支气管痉挛，宣肺平喘；杏仁含苦杏仁甙，经水解后产生的微量氢氰酸能镇静呼吸中枢，止咳平喘；甘草调药和中，且具有肾上腺皮质激素样作用。地龙祛风解痉，配麻黄则平喘之力增大，且具有扩张支气管、抗组胺作用，白僵蚕化痰散结，所含蛋白质对脑垂体肾上腺皮质系统有兴奋作用；百部能阻滞气管黏膜刺激的冲动传导，降低呼吸中枢兴奋性，抑制咳嗽反射，有明显的镇咳平喘作用；七叶一枝花镇咳平喘，与百部还有抑制细菌和病毒作用；桔梗含桔梗皂甙，能刺激咽黏膜及胃黏膜反射性引起呼吸道黏膜分泌亢进，可稀释并排出潴留于气管支气管中的痰液，有利咽宣肺止咳，又有引药入肺之功；丹参既有改善微循环作用，又对哮喘有较好的防治功效。在咳嗽缓解期加用扶正固本中药，健脾补肾，提高机体的免疫功能及抗病能力，达到整体调整、标本兼治的作用。

【验案赏析】

杨某，男，8岁。2002年3月5日初诊。反复发作性咳嗽2个月余，先后在某医院及我院门诊治疗，诊为支气管炎。予多种抗生素及止咳剂治疗月余未见好转，又服中药10余剂，仍有发作性咳嗽，以入睡和清晨咳嗽较剧，咳声不断，常自汗出，面色㿠白，四肢不温，二便正常，舌淡，苔薄白，脉沉略细。血常规、胸部X线片检查均未见异常。诊断：咳嗽变异性哮喘。处方：麻黄5g，杏仁10g，甘草5g，百部 10g，七叶一枝花 5g，地龙 10g，白僵蚕 10g，桔梗 8g，丹参 15g，桂枝 5g，黄芪 10g，党参 12g。水煎服，日 1 剂。5 日后咳减，上药加淫羊藿 10g，五味子 3g。继服 5 剂。第 2 个月再服上药 10 剂以巩固疗效，随防 1 年未复发。

中医综合……治疗小儿支气管哮喘

宣建芳、李拥平医师（江西省新余市中医院，邮编：336500）对小儿支气管哮喘根据“急则治其标，缓则治其本”的原则，分别制定出急性期、缓解期的治疗方法，获得较好疗效。

【绝技妙法】

小儿支气管哮喘是一种难治性、易复发性疾病，因此需要耐心治疗。从临床症状分析：哮喘大多以寒喘、痰湿哮喘为主，热喘者为少数。经云：“病痰饮者，当以温药和之。”故以麻黄、细辛、干姜、五味子、半夏、仙灵脾、附子等辛温药祛寒化饮以治其“急”，以定喘固本散治其“缓”。

【常用方药】

治疗方法：

急性期：用汤剂以求灵活快捷。

(1) 寒喘

治以温肺化痰、止咳平喘法，自拟定喘汤（炙麻黄、杏仁、细辛、灵芝、苏子、制附片、厚朴、仙灵脾、白芍、陈皮、法半夏、生甘草）。

(2) 热喘

治以清热化痰、泻肺平喘法，选麻杏石甘汤合葶苈大枣泻肺汤加味(生麻黄、杏仁、生甘草、生石膏、葶苈子、大枣、蝉蜕、地龙、桔梗、枳壳、川贝母,蒲公英)。

缓解期:用散剂,可长期服用,方便、经济。

(1) 定喘固本散

生麻黄 6g,陈皮 3g,浙贝母 10g,鱼腥草 15g,黄芩 10g,黄芪 10g,白术 10g,防风 6g,太子参 20g,茯苓 10g,淮山 15g,蛤蚧 10g,紫河车 10g,山茱萸 10g。加工成面粉状,装成 5g1 包,1～2 岁每次服半包,3～7 岁每次 1 包,成人每次 2 包,每日 2 次;便稀者,可用白糖调服。除缓解期服用外,另外,还可根据哮喘发病季节预防用药,即上半年自清明前后开始服,连服 3 个月;下半年自立秋前后服,连用 3 个月。1 年为 1 个疗程。

(2) 冬病夏治(消喘膏外敷)法

药用炙白芥子、玄胡各 21g,甘遂、细辛各 12g,共研末,为 1 人 3 次用量。用生姜汁调成稠糊状,仅在三伏天外贴肺俞、心俞、脾俞、定喘 8 个穴位上,贴后灼热、发红即去之,注意勿感染。

定喘固本散中生麻黄、陈皮、浙贝、鱼腥草宣肺平喘,清肺化痰;黄芪、白术、防风、太子参、茯苓、淮山益肺健脾,燥湿化痰;蛤蚧、紫河车、山茱萸补肾纳气固本。共奏扶正祛邪、定喘固本之功。

另外,消喘膏穴贴法,在临床中,可增加机体非特异免疫能力,降低机体过敏状态,从而起到冬病夏治的预防治疗作用。

胡氏定喘方……治疗小儿支气管哮喘

胡氏定喘方是名老中医胡启胜教授治疗小儿支气管哮喘的经验方,李维军(深圳市宝安区中医院,邮编:518133)、王健医师在临床应用该方治疗小儿支气管哮喘,取得较好疗效。

【常用方药】

胡氏定喘汤方药组成及剂量：炙麻黄 6g，细辛 10g，苏子 10g，五味子 5g，鹅管石 15g，毛冬青 15g，灵芝 6g，白芍 10g，补骨脂 10g，法半夏 10g，炙甘草 5g。每剂煎煮成 250mL 的汤剂。1～3 岁服 1/3 量，4～7 岁服 2/3 量，8～14 岁服全量，每日 1 剂，早、晚分 2 次服用。疗程为 1 周，随访 1 个月。

胡氏定喘方是以攻补兼施，寒热并用，气血同调为法则组成，方中炙麻黄、细辛宣肺散寒，为君药；苏子、杏仁、鹅管石、法半夏降气平喘化痰，为臣药，君臣相伍治其标，补骨脂、五味子、补肾纳气；毛冬青苦中甘凉化瘀通络，寒热并用；当归、白芍养血润肺；炙甘草调和诸药兼化痰为使药。方中麻黄、法半夏等所含麻黄碱、皂甙等又能缓解支气管平滑肌痉挛，降低气道反应性，五味子、补骨脂等能调节机体免疫功能。胡氏定喘方治疗小儿支气管哮喘对提高疗效，缩短病程，减少并发症有显著疗效。

化瘀行气平喘方……治疗发作期小儿哮喘

傅(喆)暾、张 鸣、黄雄伟医师（上海第二医科大学附属新华医院分院上海市杨浦区中心医院，邮编：200090）自拟化瘀行气平喘方治疗发作期小儿哮喘，取得较好疗效。

【绝技妙法】

哮喘是小儿时期常见的肺部疾病，见于“支气管哮喘”或“哮喘性支气管炎”。历代医家认为，本病的发生与痰、瘀、非时之气密切相关，其病因是因患者内有伏痰，继感外邪，内外合邪，痰气交阻，导致肺失宣降所致。傅(喆)暾在长期医疗实践中认识到：哮喘之发作系肺气壅塞所致，而肺气壅塞又由于“痰瘀伏肺”而成，痰瘀的产生与气机不利互为因果，即肺气不利不能布津行血，津停血滞即成痰瘀，痰瘀伏肺则愈增肺气之阻滞，可见痰瘀气壅是哮喘的主要病理基础。故提出以化瘀行气平喘治疗小儿发作期哮喘。

【常用方药】

化瘀行气平喘方组成：葶苈子6g，炙苏子9g，炙麻黄6g，桑白皮9g，杏仁9g，蜂房6g，鱼腥草15g，陈皮6g，地龙30g，蝉蜕6g，桃仁6g，丹参9g。

随证加减：

发热者加黄芩6g，石膏(先煎)30g；喘甚，痰声辘辘，痰黄者加天竺黄6g，细辛3g；痰白者加半夏9g，细辛3g；口周青紫明显者加红花6g。

服用方法：

以上诸药，每日1剂，水煎2次，合并复煎液取200mL，分3次服，视情况可稍佐蜂蜜、冰糖调味，以5剂为1个疗程。治疗期间停用抗生素及止咳平喘类药物。

化瘀行气平喘方中选用葶苈子，其性味辛苦寒以泻肺气除壅塞；苏子镇逆降气以祛痰；炙麻黄开宣肺气则痰易开，与桑白皮配合有宣有降；一升一降，可使气机升降平衡，气道畅通无阻；鱼腥草清热解毒，宣肺散结；蜂房通络解毒抗过敏；陈皮辛苦温，调脾气以绝生痰之源；地龙解痉平喘；蝉蜕味甘咸，性寒，入肺肝两经，可疏风泄热宣肺主外风，又可平肝解痉主内风。现代药理研究证明：地龙具有缓解支气管平滑肌痉挛，抑制血小板聚集，增强红细胞膜稳定性，抗过敏等作用；丹参、桃仁活血化瘀，能改善微循环及降低血黏度，解除红细胞聚集，通过活血化瘀阻断肺循环障碍及换气障碍的恶性循环，改善缺氧情况，缓解喘憋。此方以活血化瘀药与疏理气机药同用，使气血畅行，肺络宣达，外邪随之而去，痰瘀随之而下，以尽快控制病势，免生变证，如灵活加减，于哮喘初期运用不失为治疗小儿发作期哮喘之一良法。

【验案赏析】

池某，男，3岁2个月，2004年3月26日就诊。反复哮喘1年余，本次发病3d，外院儿科查血常规，示中性细胞偏高。予化痰解痉、地塞米松治疗2d，用时有效，停药复喘，改中医诊治。证见：咳嗽阵作，喉中痰鸣，似水鸡声，入夜为甚，神萎，舌淡红，苔白，脉浮滑数。听诊：两肺散布哮鸣音，夹杂少许细湿啰音。辨证风寒夹痰，壅阻气道，肺络不通，宣肃失司。拟疏风散寒、行气化痰、通络平喘治之。予化瘀行气平喘方加半夏9g，细辛3g。每日1剂，水煎服，取复煎液200mL，早、中、晚分服。1个疗程后，咳嗽、哮喘停止，精神活跃，诸症皆消，已如常人，查血常规中性白细胞正常。听诊：双肺哮鸣音、湿啰音无。病告痊愈。继以玉屏风散合异功散调理。

六子肃肺汤……治疗小儿支气管哮喘

毛三宝医师（浙江省嘉兴市中医院，邮编：314001）采用六子肃肺汤治疗小儿支气管哮喘，收效满意。

【绝技妙法】

中医认为，哮喘的发病是由于外来因素作用于内在因素的结果，素体不足，痰湿内盛，腠理不固，在受凉，外感或与药物接触，触动伏痰，以导致痰阻气道，失于宣肃，肺气上逆而发病。痰邪久伏，一触即发，故反复不已。但又由于痼痰久留，蕴而化痰，痰热互结，久病必瘀。

【常用方药】

药用：葶苈子 5g，白芥子 4g，白苏子 5g，大力子 6g，车前子 6g，莱菔子 6g，桃仁 6g，丹参 6g，广地龙 5g，浙贝母 6g，桔梗 3g，鱼腥草 6g，黄芩 6g，生甘草 4g。

随证加减：

发热加生石膏 20g；痰多加天竺黄 5g，姜半夏 5g；便秘加制大黄 4g，便溏加炒白术 6g，茯苓 6g；风寒减黄芩、鱼腥草，加麻黄 3g。

煎服法：加水 300mL，煎取 100mL，每天 1 剂，分 2 次服完。2 岁以内小儿药量减半，分次服完。7d 为 1 个疗程。

六子肃肺汤具有肃肺活血、化痰平喘之功，方中葶苈子、白芥子、白苏子、大力子、车前子、莱菔子肃肺降气；丹参、桃仁、地龙活血通络；鱼腥草、黄芩清肺泻热；浙贝母、桔梗化痰止咳。在临床中观察到大多数患者大约在服药 4～5 剂以后，症状基本缓解，后期主要以调理脾胃，扶正固本为主，其疗效较为满意。

小青龙汤为主……治疗小儿哮喘

梁兴先（江西省兴国县中医院，邮编：342400）、刘燕红医师以小青龙汤为主配合平喘、抗过敏西药治疗小儿哮喘，疗效颇佳。

【绝技妙法】

小青龙汤出自《伤寒论》，由麻黄、白芍、桂枝、细辛、干姜、五味子、半夏、炙甘草药物组成，具有解表散寒、温肺化饮之功。

治疗方法：

哮喘发作，始为鼻塞、流鼻涕、喷嚏，呼吸不畅，继则呼吸困难、喘息不已、喉间痰鸣，甚则不能平卧，几濒于窒息状态。

随证加减：

风寒甚者小青龙汤加防风、荆芥、白芷、辛夷以散寒解表通窍；偏热者小青龙汤加黄芩、瓜蒌皮或生石膏以清肺理气燥湿；咳甚者加桔梗、紫菀、百部以宣肺止咳平喘；喘甚者加葶苈子、桑白皮、射干以泻肺平喘利咽；痰多者加白芥子、莱菔子、贝母粉以行气祛痰散结；气虚者加太子参、黄芪、炒白术以扶正祛邪；夹瘀者加当归、莪术、丹参以活血祛瘀散结。

服用方法：

每天1剂，水煎服，分3次服。结合氨茶碱片，3～5mg/(kg·次)，每天3次；扑尔敏片0.1～0.3mg/(kg·d)，分3次服。同时采用其他对症、控制感染等治疗。

治疗结果：

疗效标准：速效：服药1剂，喘咳症状减轻，肺部听诊哮鸣音明显减少，2剂而愈；有效：服药3剂，咳喘逐渐减轻，肺部哮鸣音减少，5～6剂而愈；无效：服药6剂咳喘无好转，二肺仍布满哮鸣音。结果：速效10例，占12.5%；有效68例，占85%；无效2例，占2.5%；总有效率为97.5%。

小青龙汤中麻黄、桂枝发汗解表，宣肺平喘；白芍配桂枝以调和营卫；干姜、细辛内以温肺化饮，外可辛散风寒；五味子温敛肺气以止咳，并防肺气之耗散；半夏燥湿化痰理脾，蠲饮降浊；炙甘草调和诸药，配芍药酸甘化阴，缓和麻、桂辛散太过，共成散寒解表、化饮平喘之功。并根据辨证施治，结合西药抗炎、平喘、抗过敏治疗，哮喘缓解消失后，以玉屏风散、健脾散、六味地黄丸等益肺固表、健脾化饮、补肾固本调理。

黎氏哮喘方……治疗小儿支气管哮喘

黎炳南教授为广东省名老中医，擅长小儿支气管哮喘的治疗。杨穗红医师（广东省广州市中医医院，邮编：510130）以其经验方黎氏哮喘方治疗小儿支气管哮喘，取得较好的临床疗效。

【常用方药】

患者口服黎氏哮喘方。

黎氏哮喘方药物组成及剂量：炙麻黄、葶苈子、当归各6g，桂枝、紫苏子、法半夏、补骨脂、熟地黄各10g，鹅管石、毛冬青各15g，五味子、炙甘草各5g。每天1剂，将每剂药煎煮成200mL的汤剂，每次100mL，分早、晚2次服。

黎氏哮喘方以攻补兼施、寒热并用、气血同调、敛散并行四大法则组成。方中炙麻黄、桂枝宣肺散寒，为君药；紫苏子、葶苈子、鹅管石、法半夏降气平喘化痰，为臣药，君臣相伍治其标。佐以补骨脂、五味子补肾纳气固表，宣敛并用；毛冬青苦中甘凉之品止咳祛痰、化瘀通络，寒热并用；当归、熟地黄养血润肺；炙甘草调和诸药兼化痰为使药。全方共奏宣肺降气、化痰平喘、化瘀通络、补肾润肺之功效，而且方中麻黄、法半夏等所含麻黄碱、皂甙等能缓解支气管平滑肌痉挛，降低气道反应性；五味子、补骨脂等有类激素样作用，能抑制过敏性气道反应；熟地黄、补骨脂等能调节机体免疫功能。临床及实验研究证明黎氏哮喘方能提高哮喘患儿及哮喘豚鼠CAMP/cGMP比值，减轻肺组织的炎症程度。可明显改善临床症状，疗效显著，并可减少普米克气雾剂使用频率，值得临床推广应用。

补气活血方……治疗支气管哮喘

王济梅医师（太原市中医研究所，邮编:030009)，采取辨证分型、扶正祛邪相结合的方法，运用补气活血方治疗支气管哮喘疗效显著。

【绝技妙法】

王济梅医师认为支气管哮喘发作的根本原因在于肺肾气虚。现代医学研究表明，补肾法可保护、提高哮喘患者肾上腺皮质及肾上腺素能受体的功能，并可提高 Ts 细胞功能，抑制 IgE 的产生，减少炎性介质释放，也就是说补肾法可以从根本改善患者过敏体质，以求治本。所谓攻邪气，亦即解除标证。《病因脉治 · 哮病》中指出“哮病之因，痰饮留伏，结成窠臼，潜伏于内，偶有七情之犯，饮食之伤，或外有时气之风寒束其肌表，则哮喘之症作矣。”其所列标证有外感、饮食、情志、劳倦，惟独未提及血瘀之证。众所周知，哮喘发作时，气道反应性增高，气道缩窄，出现呼气性呼吸困难，肺通气、换气功能不良，肺活量降低，血中缺氧及二氧化碳浓度增高，随之出现的口唇紫绀、心悸、胸闷等皆为瘀血表现，可以说瘀血是支气管哮喘发作的一个很重要的标证。

而本症患者的瘀血表现更为突出，胸部针刺样痛、心悸、眠差，且夜间多发哮喘，口唇、指甲、舌质紫暗，脉弦涩皆符合瘀血征象，故血瘀症成立。因其同时兼有发作性气喘、胸憋、头晕、膝软无力、腰背困痛等肺肾气虚表现，故辨证当属气虚血瘀。肺肾气虚为本，瘀血阻滞为标，其标本虚实互相转化的机理在于“肺为气之主，肾为气之根”，肺肾气虚，气无所主，不能推动血液的运行而发生血瘀，此为气虚致瘀。在治疗过程中抓住气虚血瘀这个关键病机，以解除标证为急，投补气活血方以活血化瘀，行气平喘，待标证解除后施以补益肺肾，从根本上改善患者过敏体质，增强机体免疫力，功获全效。

【常用方药】

服用补气活血方：川芎 12g，生地 18g，赤芍 15g，当归 12g，牛膝 24g，杏仁 18g，柴胡 12g，枳壳 12g，地龙 12g，党参 21g。水煎，每日 1 剂，15d 为 1 个疗程。治疗期间根据病情需要，使用抗生素及 β 受体兴奋剂等。

【验案赏析】

牛某，男性，56 岁，工人。间断胸憋、气喘、喉中痰鸣 20 余年。气喘入夜尤甚，伴胸憋、心悸、胸部针刺样疼痛，头晕，膝软无力，腰背困痛，纳可，眠差，二便正常。查体：口唇、指甲青紫，双肺呼吸音粗，满布哮鸣音，心率 95 次 /min，律齐、无杂音，腹部无阳性体证。舌质紫暗，脉弦涩。证属气虚血瘀，给予补气活血方加桔梗 12g，川断 30g，生牡蛎 30g，千年健 18g，水煎服，每日 1 剂。3 剂后胸憋、夜间气喘明显减轻，发作次数减少，余症亦好转，惟腰背困痛较甚，继以上方加减，重用川断 40g，狗脊 30g，并加用熟地 24g，山药 18g 补肺益肾，服 15 剂后症状全消，饮食、睡眠均好，后追访未见复发。

平哮汤……治疗支气管哮喘风哮证

赵东凯医师（长春中医药大学第一附属医院，邮编：130021）自拟平哮汤治疗支气管哮喘风哮证，收到满意疗效。

【绝技妙法】

哮病病机复杂，证型较多，而风哮证为较常见证，表现为反复发作，发时喉中哮鸣有声，时发时止，止时又如常人，发前多有鼻痒、咽痒、喷嚏、咳嗽等。风盛痰阻、气道挛急为本证的病机关键，故依此确立祛风宣肺，化痰平喘的治疗大法。

【常用方药】

自拟平哮汤经验方组成及剂量：炙麻黄 6g，白果 15g，法半夏 9g，地龙 10g，蝉蜕 10g，浙贝母 10g，款冬 10g，桔梗 10g，甘草 5g。

随证加减：

对喉中痰鸣如水鸡声，倚息不能平卧者，加射干、葶苈子以泻肺平喘；对发作前鼻痒、咽痒较甚者，加牛蒡子、僵蚕；伴鼻流清涕，加白鲜皮、紫荆皮；咳痰不爽，加瓜蒌、胆星；顽痰难祛，加海浮石、钟乳石；对久咳挟瘀者，加当归。

水煎服，每日 1 剂，2 煎混合分 2 次温服。疗程：2 周为 1 个疗程，一般通用 2 个疗程。

化痰平喘为治本之法：痰为哮病之“夙根”，历代医家均较重视，丹溪首创“哮喘”之名，阐明其病机“专主于痰”。《症因脉治·哮病》曰：“哮病之因，痰饮留伏，强成窠臼，潜伏于内，偶有七情之犯，饮食之伤，或外有时令风寒束其肌表，则哮喘之症作矣。”哮病反复发作者，极易出现气津耗伤，痰液更加黏稠难出，日久形成“痰栓”，壅塞气道，致肺失宣降，引动停积之痰，搏击有声，发为哮病。

故化痰平喘为本证治本之法，当贯穿于治哮之始终。先贤云：“治哮不治痰非其治，而治痰不治窠囊之痰与不治同也。”积痰胶固，气道因之气不得顺，宜先消其积痰，其气则自顺；若顽痰壅阻于肺，便以逐痰、豁痰为要，俾窠痰清，其气顺，则哮喘悉平。临证中常用辛温之款冬以温化痰饮，配贝母清肺化痰，桔梗宣肺利咽化痰，白果敛肺平喘祛痰，每获良效。因此，在治疗支气管哮喘风哮证上，祛风宣肺与化痰平喘，二者不得偏废，二法并举，相得益彰。

平哮汤以炙麻黄、白果为君药。白果配伍炙麻黄，宣散之中寓以收敛，既可增强止咳平喘之效，又可宣肺而不耗气，敛肺而不留邪，相反相成，共为君药。蝉蜕、地龙、法半夏、桔梗祛风解痉，化痰平喘，共为臣药。款冬、浙贝母，一温一寒，一润一清，共奏止咳化痰、降气平喘之功，为佐药。甘草调和诸药，为使药。本方祛风、宣肺、化痰并用，发散与收敛兼施，融疏、宣、化、收于一方，故治哮之力较著，临床反馈较好。

金芪固本汤……治疗支气管哮喘缓解期

陈茂业医师（广东省湛江市第一中医医院，邮编：524043）运用自拟“金芪固本汤”治疗支气管哮喘缓解期获得满意效果。

【绝技妙法】

正气亏虚，卫外不固，外邪引动伏痰而导致哮喘发作是诱发因素。因此，支气管哮喘缓解期的治疗应从化体内伏痰而祛除哮喘发作的病理基础和扶助正气，调节机体机能，抗御外邪侵袭而抑制哮喘发作两方面着手。

【常用方药】

用金芪固本汤。

药物组成：黄芪 15g，防风 9g，白术 12g，茯苓 12g，党参 15g，鸡内金 15g，炒麦芽 15g，橘红 6g，法夏 8g，补骨脂 15g，上方生药用水浸泡20min，武火煎沸后小火继煎15min，取出药液约150mL，分2次口服，每天1剂；2周为1个疗程。

可根据辨证分型随证加减：鼻痒、喷嚏者加辛夷花、苍耳子；咽痛加牛蒡子、连翘；口干咽燥者加沙参；痰稠难咯出者加鱼腥草；胸闷者加瓜蒌皮；咳而痰黏，胸闷，苔腻者，加法夏、厚朴、茯苓以燥湿化痰。服药期间忌食生冷、油腻及刺激性食物；停用其他止咳药物；若急性发作或并发其他症状时，则做相应中西医结合处理。

金芪固本汤由玉屏风散加味化裁而成，玉屏风散出自朱丹溪《丹溪心法》一书，是中医扶正固本的经典方剂。其中黄芪、白术合用，使气旺表实，配防风走表祛风，共收益气固表、祛邪御风等功效。玉屏风散的免疫药理研究进展表明：玉屏风散可能抑制IgE的产生，抑制肥大细胞释放生物活性物质，从而对Ⅰ型变态反应性疾病有效。现代药理研究认为，黄芪有调节免疫功能，强身抗病，减少炎性介质释放的作用。半夏辛温而燥，最善燥湿化痰，辅橘红理气，使气顺痰消，佐茯苓健脾渗湿，使湿无所聚；党参、茯苓健脾渗湿，配白术共奏益气健脾之效；鸡内金、炒麦芽健脾和胃，疏肝行气；补骨脂温肾壮阳，对过敏性哮喘潜伏期有延长趋势；对组胺哮喘潜伏期有显著延长作用。同时，研究证明补骨脂总香豆素对过敏性哮喘和药物性哮喘潜伏期有显著的延长作用。从治疗观察表明，金芪固本汤治疗支气管哮喘缓解期，能明显减少发作次数，降低气道高反应性，值得临床推广。

解痉平喘汤……治疗支气管哮喘

温志华医师（河南宁陵县中医院，邮编：476700）用宣肺止咳、化痰解郁、解痉平喘的方法，以解痉平喘汤治疗支气管哮喘。结果总有效率达92.1%，说明解痉平喘汤治疗支气管哮喘有良效。

【绝技妙法】

哮喘病虽古有冷哮热哮及虚喘实喘之分，但总因属外感六淫之邪(尤以风寒之邪)侵袭人体，肺卫受损，肺失宣肃，肺气上逆而为之。而哮喘发作的关键在于内有宿疾伏痰受外因诱发，痰随气升，阻塞气道，气道挛急，而见呼吸困难、张口抬肩、不能平卧；痰阻气滞，瘀血阻络可兼见面青、舌暗、脉涩等表现。该病在未发作期以正虚为主，发作期间总以邪实为主，治宜在未发作期以扶正为主，发作期以祛邪为主，邪祛则正安，法以宣肺化痰、解痉平喘。

【常用方药】

解痉平喘汤方药组成：炙麻黄 12g，苏叶 15g，炒苏子 15g，莱菔子 12g，诃子 10g，杏仁 12g，炒白芥子 8g，蝉衣 15g，白果 15g，炙紫菀 15g，款冬花 15g，川贝 10g。水煎服，1 周为 1 个疗程。

随证加减：

在发作期痰阻气道者加化橘红 12g，半夏 12g，茯苓 10g，陈皮 12g；有瘀血痹阻者加桃仁 10g，红花 8g，川芎 12g，赤芍 10g；若大便秘结者加肉苁蓉 15g，火麻仁 12g。

解痉平喘汤中麻黄有宣肺平喘之功，莱菔子、白芥子、苏子下气定喘利膈宽胸，白果、杏仁、诃子敛肺化痰，紫菀、冬花润肺止咳，川贝化痰止咳平喘，诃子、蝉衣解痉平喘。诸药合用，宣肺解痉，止咳平喘，化痰解郁，辅以加减权衡，临床用之每获良效。

【验案赏析】

患者刘某，男，42 岁，工人，2005 年 11 月 12 日就诊。患者已有哮喘病史14年,3d前受凉咳嗽吐白痰,自服感冒药及止咳药无效,继而呼吸困难张口抬肩,喉中痰鸣,不能平卧,面色发青,伴胸胁疼痛,舌质暗,有瘀斑,苔白厚,脉涩。听诊两肺满布哮鸣音。X线检查见两肺透亮度增加,纹理增粗紊乱。辨证属外感风寒引起宿疾,气机郁滞瘀血阻络。治以宣肺散寒,解痉平喘,活血化瘀,以解痉平喘汤加减:炙麻黄12g,莱菔子12g,炒苏子15g,炒白芥子8g,白果15g,炙紫菀15g,款冬花15g,川贝10g,桃仁10g,川芎12g,赤芍10g。水煎服,日1剂。服药2剂,哮喘明显减轻,已能平卧,连服8剂,肺部哮鸣音消失,活动自如,临床控制,随访1年未再复发。

自拟喘舒汤……治疗缓解期难治性支气管哮喘

胡为营医师,从事中、西医内、儿妇科临床工作研究方向:中医药治疗哮喘、动力障碍型功能性消化不良和脾胃病(山东省济宁市任城区安居医院,邮编:272059)。采取自拟喘舒汤治疗缓解期难治性支气管哮喘,疗效满意。

【绝技妙法】

支气管哮喘是一种慢性、反复发作性的呼吸道变态反应痉挛性病变,发作时治疗以宣肺化痰、降气平喘为主,由于哮喘久发,气阴日伤,肺肾俱衰,所以缓解期以正虚为主,治疗以培补元气尤为重要。肺为贮痰之器为标,脾肾为生痰之本,因为脾主湿,湿聚为痰;肾主水,水泛亦为痰,肾主闭藏,统摄下焦之气化且摄纳呼吸之气,使之息息归根,肾之精气不足,摄纳无权,气浮于上而喘。

【常用方药】

治疗方法:

均常规给予解痉平喘、抗感染和祛痰等治疗。治疗组在此基础上予自拟喘舒汤。

药物组成：蛤蚧粉（冲服）15g，紫河车粉（冲服）15g，熟地黄15g，红参15g，核桃仁、山药各12 g，桃仁10g。每日1剂，水煎早、晚分2次服，1个月为1个疗程。

方中蛤蚧主入肺肾，补益肺肾，纳气定喘，现代研究其含有丰富的微量元素、氨基酸、蛋白质和脂肪等，能增强机体的免疫机能，有解痉平喘、抗炎、降低血糖和抗衰老作用，为治喘之圣药。紫河车、熟地黄补肾气益精血，精气双补而使肾气复充，脾运得健，脾气旺则肺气充盛，肺脾肾三脏功能旺盛各有所主，痰浊得化而哮喘得平，上3药共为主药；核桃仁甘温，补肾敛肺、润肠，《本草纲目》载“补气养血，润燥化痰，益命门，利三焦，温肺润肠，治虚寒喘嗽、腰部重痛”；红参、山药补脾肺之气，为辅药；哮喘日久，肺气郁滞，血为之而郁，故用桃仁活血化瘀，调畅气机，以解其郁结，《别录》谓“止咳逆之气，消心下坚，除卒暴击血”，据药理研究报告，桃仁含有杏仁甙、苦杏仁酶、脂肪油等，对呼吸中枢有镇静作用。如此肺脾肾同调，培补元气，改变脏腑功能，增强免疫力，共奏补益肺脾肾、纳气定喘之功，使哮喘能愈，呼吸舒畅。

【验案赏析】

史某，女，36岁，已婚。2002年8月20日初诊。6年前因感受风寒后，出现喘息，张口抬肩，喉中有水鸡声，不得卧，咳嗽，咳痰，双肺布满哮鸣音。诊断为哮喘发作期，经解痉平喘和激素、抗生素治疗后，症状减轻，不几日再感风寒后哮喘复发，再经以上方法治疗后，不能在短期内缓解，而成持续状态，如此反复发作已6年，现患者为缓解期，表现为喘促，乏力，活动后加重，伴咳嗽，咳痰，易感冒，舌淡苔白，脉沉滑。辨证为哮证（缓解期）。治以补益肺肾、纳气定喘为主，佐以活血健脾化痰。给予喘舒汤服用 1 个疗程后，咳嗽咳痰、喘促明显减轻，2 个疗程后，全部症状消失，且感冒后不复发、不易感冒，随防 2 年未复发。

穴位注射加止喘散……治疗支气管哮喘

李士杰医师（青岛大学医学院附属医院，邮编：266003）采用穴位注射加止喘散治疗本病收到满意效果。

【绝技妙法】

哮喘病系宿痰伏肺，导致气滞痰阻、气道挛急狭窄而发病。现代医学证明哮喘病是以气道高反应为特征的慢性气道弥漫性变态反应性炎症性疾病。

治疗方法：

(1) 穴位注射

取穴：鱼际、定喘、足三里、第二掌骨全息穴肺穴。药物：喘定、维生素 B_6。哮喘发作期：取穴鱼际、定喘、第二掌骨全息穴肺穴。将喘定 2mL(0.25g)，三穴分别注射。常规消毒后用 2mL 注射器、5 号针头垂直刺入穴位 0.8 ~ 1.5cm，患者局部有酸胀或酸麻感，回抽无血即缓慢注入药物。每次单侧用穴，双侧穴交替使用。每日 1 次，6 ~ 10 次为 1 个疗程。

哮喘缓解期：取穴鱼际、足三里、第二掌骨全息穴肺穴。将药物维生素 $B_6$2mL(100mg)，三穴分别注射。每次单侧用穴，双侧穴位交替使用。每 3 天 1 次，15 ~ 20 次为 1 个疗程。

(2) 止喘散方药组成：麻黄 15g，细辛 15g，地龙 40g，全蝎 30g，川贝母 15g，重楼 15g，僵蚕 30g，百部 15g，黄芩 15g，甘草 15g。研细粉制成散剂。

随证加减：

寒喘加制附子、黄芪等；热喘加桔梗、金银花等；血瘀加炮穿山甲、蜈蚣等。用量、用法：体重 30kg 以内每次 1.0g；31 ~ 60kg 每次 1.5 ~ 2.0g；61kg 以上，每次 2.5g。每天 4 次，白开水冲服，连用 6d 为 1 个疗程。

以上所用方药中麻黄宣肺平喘，抗过敏；细辛祛风散寒，温肺化痰；地龙、全蝎清痰通络，镇静止痛，有扩张支气管的作用，并有抗组织胺作用；川贝母清热润肺，止咳化痰；僵蚕化痰平喘；重楼、黄芩、百部清热解毒，抗过敏，抗炎；甘草解毒，调诸药和中。全方共收抗过敏、解痉、止咳平喘之功效。药物穴位注射是一种药物、穴位和经络作用相结合的综合疗法，它采用小量药物，通过特定穴位的刺激，以增强和调整机体的功能，达到治愈疾病的目的。

【验案赏析】

患者，男，16 岁，1994 年 3 月 16 日初诊。主诉：咳喘 13 年，加重 5d。现病史：3 岁时因外感后开始咳嗽气喘，以后反复发作，近 3 年病情加重，发作频繁，在医院诊为支气管哮喘，经常用多种抗生素，口服氨茶碱、异丙嗪、喘定、强的松、舒喘灵等未能根治。患者发育较差，呼气性困难，口唇轻度紫绀，两肺布满哮鸣音，心律整，心率 98 次 /min。胸透：双肺纹理粗重。白细胞计数 9.8×10^9/L，中性粒细胞 0.62，淋巴细胞 0.30，嗜酸分叶粒细胞 0.08。临床诊断为支气管哮喘。经口服中药止喘散、穴位注射 2d 后症状明显减轻。治疗 1 个疗程后咳喘及临床症状、体征全部消失。随访 1 年未复发。

参蛤三七散……治疗顽固性支气管哮喘

余 军、段士英医师（安徽省阜阳地区医院，邮编：236004）在临床上应用此方观察治疗顽固性支气管哮喘，获得较好疗效。

【绝技妙法】

顽固性支气管哮喘病程较长，中医认为治疗应“发作治肺”、“平时治肾”。因肺病日久及肾，表现为本虚标实之候。虚者肺肾俱虚，实者夹痰伏饮，因而宿根难除，反复发作，缠绵难愈。加之病程日久，肺气虚弱；无力以畅血行，则血脉瘀滞，痰浊瘀血，胶积难解，加重咳喘。

【常用方药】

药物组成：人参100g，蛤蚧（去头足焙黄）2对，三七粉10g。上药共研细末为一料，每次3g，每日3次，温开水送服。哮喘发作期，可改汤剂随证加味服用；缓解期，每日3次，1月为1个疗程。

所有病例均有长期服用激素及平喘药史，且依赖性较强。治疗过程中发现，在服用参蛤三七散的同时，激素及平喘药物的减量应掌握“慢、少”的原则，逐渐减少用药剂量及用药次数，甚至完全停用，以防快速停药，导致咳喘反跳加重。当咳喘症状控制后，参蛤三七散的用量也应逐渐减少甚至完全停药，整个过程以维持半年到1年为宜，如此则疗效较为巩固。

参蛤三七散中人参大补元气，以培根本，蛤粉补肺益肾，纳气平喘，加少量三七粉，活血化瘀通络，另可牵制人参补气之滞弊。

诸药合用，使肺气降，肾气纳，瘀痰散，咳喘平。参蛤三七散药味虽少，但重在调整肺肾功能，体现了标本同治的原则，故临床疗效满意。

【验案赏析】

方某，男，60岁，工人。就诊日期：1989年11月8日。患支气管哮喘20余年，逢秋、冬季或寒冷气候即发哮喘，多次住院治疗。近几年咳喘渐趋加重，伴心慌、气短，动辄尤甚。常服抗生素、氨茶碱、地塞米松、百喘朋等药，且激素用量日渐增大（每日达20～30mg）。1月前因外感致咳喘复发，伴呼吸困难，在本单位职工医院治疗无效，急入我院内科诊治。入院后诊断为“慢性支气管炎，肺气肿伴急性感染，支气管哮喘”，予大剂量抗生素及强心、利尿、平喘等治疗月余，症状缓解，惟咳喘未减。经人介绍，转我科服中药治疗。查：端坐呼吸，气短喘促，张口抬肩，口唇四肢发绀，痰黏白难出，胃纳不佳。面部虚浮如满月，两肺满布哮鸣音及干湿性啰音。心率116次/min，律齐，未闻及杂音，心音、呼吸音减弱。心电图示：冠状动脉供血不足、肺型P波。X线检查：慢支伴感染、肺气肿、肺心病，化验检查：白细胞15×10^9/L，中性0.88，淋巴0.12。舌质紫暗苔白厚，脉沉细数，证属肺肾两虚，纳降失司，痰瘀搏结，本虚标实。

治拟益气纳肾、化瘀平喘。处方：蛤蚧尾1对，人参15g，三七粉（冲服）3g，核桃肉20g，白芥子10g，苏子10g，炒白果（打碎）12g，麦冬10g，甘草3g。3剂，水煎服后，咳喘已缓，咯痰略畅，续服5剂，咯痰通畅，已能平卧。参蛤三七散增损服20余剂，咳喘已平，虚肿渐消，纳食见增。同时逐渐减少激素及氨茶碱用量治疗2个月后，哮喘控制，体质增强。出院时嘱继服参蛤三七散善后，激素量慢减至停。后来告知，又服3料，激素药及氨茶碱全部停服，咳喘已止。随访 4年未见复发。

三伏灸中医辨证……治疗支气管哮喘

陈　铭（福建省中医药研究院，邮编：350003）、徐　维、郑偶然等医师采用三伏灸中医辨证治疗支气管哮喘，疗效满意。

【绝技妙法】

“冬病夏治”属中医“缓则治其本”的治疗原则。最初源于《素问・四气调神大论》“春夏养阳”的养生法则，经历代医家不断实践摸索，逐渐作为临床治疗法则运用。三伏灸是中医传统中“冬病夏治”的一种疗法。自20世纪80年代初选用特定穴（大椎、肺俞穴）集中三伏天治疗支气管哮喘以来，取得了较为满意的临床疗效。

治疗方法：

(1) 取穴

肺气虚组(A)：大椎、双侧肺俞。脾气虚1组(B1)：大椎、双侧肺俞。脾气虚2组(B2)：大椎、双侧肺俞、双侧脾俞。肾气虚1组(C1)：大椎、双侧肺俞。肾气虚2组(C2)：大椎、双侧肺俞、双侧肾俞。

(2) 操作方法

均于传统“三伏日”初、中、末伏当日集中治疗。穴位上置以约2.5cm×3cm，厚约0.3cm的鲜生姜片，在姜片上放置底面直径为1cm的圆锥形艾柱（约为1.5g），连续3壮至局部皮肤潮红为度。然后分别敷贴外敷药至局部感到灼热刺痛，向皮下钻透时去除（一般在敷贴后4～24h）。外敷药组成：白芥子、甘遂、细辛、延胡索等研末，治疗前1日用姜汁及凡士林调成膏状备用。

治疗结果显示脾气虚患者在三伏灸过程中加灸脾俞穴、肾气虚患者在三伏灸过程中加灸肾俞穴能显著提高三伏灸的疗效。

中医辨证……治疗支气管哮喘

李化义医师（宁夏回族自治区中医研究院，邮编：750021）在辨证论治的基础上结合现代中草药化学成分研究结果，选用有效缓解支气管平滑肌的中草药，并按其性味归属，溶于辨证分型之中，既发挥其协同作用，又能有效地缓解支气管痉挛，治疗效果较传统经方有明显地提高。

【绝技妙法】

治疗方法：

支气管哮喘分为寒哮、热哮、肺气虚、肾虚 4 型。分别选用自拟方进行治疗。

【常用方药】

(1) 寒哮型

治宜宣肺散寒，平喘祛痰。

自拟寒哮平喘饮：射干、厚朴、款冬花、虎杖各 15g，麻黄、附片（先煎）、椒目、紫菀、猪牙皂、旋复花、胆南星、桑白皮、僵蚕、甘草各 10g，细辛 3g。

(2) 热哮型

治宜清泻肺热，定喘祛痰。

自拟热哮平喘饮：麻黄 6g，杏仁、黄芩、桑白皮、甘草各 10g，石膏 30g，地龙、僵蚕、葶苈子、虎杖、枳壳、鱼腥草各 15g，石苇 20g。

随证加减：

哮喘较重，大便干加大黄以泄腑气，使肺肃降之力通顺，有利于哮喘缓解。

(3) 肺气虚型

治法以补肺护卫，宣肺定喘。

方用益肺平哮汤：红参、杏仁、半夏、甘草各10g，生黄芪、生山药各20g，百合、白术、厚朴、桔梗、炙米壳各15g。

(4) 肾虚型

治宜补肾纳气，宣肺平哮。

方用补肾平哮饮：蛤蚧粉5g，熟地、胡桃肉、淫阳藿、代赭石各15g，沉香3g，河车粉6g，银杏、川乌（先煎）、杏仁、椒目、甘草各10g。服上药时加服黑锡丹。

【验案赏析】

葛某，女，34岁。1997年4月3日诊。自述喘息反复发作12年，多因劳累、受凉或吸入粉尘诱发，曾多次住院治疗，诊断为“支气管哮喘”。此次因受凉而诱发。证见：呼吸急促，喉中痰鸣，如水鸡声，恶寒，流清涕，口唇轻度紫绀，舌质淡、苔厚腻，脉紧。诊断为哮证（寒哮）。治宜宣肺散寒平喘豁痰。方予寒哮平喘饮：射干、麻黄、附片各10g，厚朴、木香各15g，椒目、胆南星、猪牙皂、白芥子各10g，款冬花、桑白皮、地龙、僵蚕各15g，虎杖、甘草各10g。服3剂后症状缓解，继以原方改为散剂，服半月以巩固，随访半年未发。

固本十味散……治疗支气管哮喘缓解期

孙仕田、张富芹、宋利祥等医师（山东省垦利县黄河口医院，邮编：257509）自拟固本10味散治疗支气管哮喘缓解期，疗效满意。

【绝技妙法】

支气管哮喘属中医学哮证范畴。缓解期哮喘虽平，但隐伏于肺系的宿邪、伏痰并未完全消除，仅是伏而未动，随时都有因感邪而诱发。因此，防治哮喘应着重从两方面进行：①化体内伏痰而除哮喘发作的病理基础；②扶机体正气，抗外邪侵袭而抑制哮喘发作的诱发因素。根据中医学“急则治其标，缓则治其本”的原则，此期采用扶正培本、补益气血疗法，从整体观念出发，起着整体性的调节作用。这种调节是通过调动机体的内因，扶助正气，复其生机，促使脏腑生理功能的恢复，对巩固疗效，防止复发，具有极其重要的意义。哮喘患者身体虚弱，因虚致病，因病致虚，互为因果。治疗时，仍宜正邪兼顾，标本同治，在补益中仍要消除余邪，宣肺与益气并同，祛邪扶正，标本兼顾。

治疗方法：

予自拟固本10味散。

【常用方药】

药物组成：黄芪300g，党参300g，人参100g，白术100g，防风80g，蛤蚧5对，地龙80g，白果100g，苏子100g，紫河车1具。以上为1人份，共研细末，每次服6g，每天早、晚各1次。

随证加减：

对过敏性鼻炎者加苍耳子、白芷、辛夷；对肺肾阴虚、肺热明显者，加生地黄、麦门冬、黄芩；对肾阳虚、肺寒证明显者加巴戟天、白芥子、胡桃肉、法半夏。在治疗过程中若有急性感染或其他并发症时，则做相应中西医结合处理。

固本10味散由玉屏风散加味而来，方中黄芪、党参、人参补气固表，调节免疫功能；蛤蚧补益肺肾；防风散风解表；白术健脾化湿；地龙通络化痰、解痉止咳；紫河车补肺肾、止咳喘；银杏、苏子降逆祛痰、止咳平喘。诸药配合，以扶正固本，纳气归根，以除反复发作之弊。组方用药时，在基本方的基础上，因症施治，细察阴阳虚实，分析兼夹，注意药量，严禁组方，即能收到满意疗效。

大柴胡汤合桂枝茯苓丸……治疗支气管哮喘

刘臣、王俊杰医师（辽宁本溪市中医院，邮编：117000）、徐然医师遵从《伤寒论》六经辨证，认为支气管哮喘是病在少阳阳明二经，宿根是瘀血的病症；据方证选用大柴胡汤合桂枝茯苓丸加味治疗，取得很好疗效。

【绝技妙法】

根据《伤寒论》六经辨证的方法，运用北京中医药大学经方大师胡希恕教授研究《伤寒论》的成就及治疗本病经验，辨本病多在少阳阳明二经，同时兼有瘀血宿根。从六经辨证来分析本病，支气管哮喘，平素不发作时，没有咳嗽、吐痰、头痛或身痛等症，故知病不在太阳，很少见痰饮宿根；又本病未发作时如常人，不见有手足不温，大便稀或下利，恶寒，精神不振等症状，故知病未在三阴经；患者发作时多为胸胁满闷，心烦，又多见生气及情绪波动后发作或加重，故病在少阳，又临床患者多伴有大便秘或大便不畅，口干舌燥或口渴等阳明内盛症状。故知病又涉及阳明；本病发作时多在夜间或在夜间病情加重，这是病在血分的表现，结合《素问·脉要精微论》曰：“肝脉搏坚而长，当病坠若搏，因血在胁下，令人喘逆。”故而可知本病宿根是瘀血阻滞。

依证选方，选取大柴胡汤合桂枝茯苓丸加减治疗，用大柴胡汤清泻少阳及阳明二经之实热；桂枝茯苓丸入肝经，活血化瘀，祛除瘀血宿根。有是证，用是方，用其药，二方合用，治病求本，又随证变化加减，兼及太阳表证或太阳痰饮者，合并用祛痰化饮解表的方药，三经共治兼及痰饮之病因。故而该方治疗支气管哮喘收到很好效果。

【常用方药】

大柴胡汤合桂枝茯苓丸，方药如下：柴胡15g，黄芩10g，半夏10g，生姜10g，枳实10g，甘草10g，白芍10g，大枣4枚，大黄3g，桂枝10g，桃仁10g，茯苓10g，牡丹皮10g。

煎服方法：

水煎服，日1剂，100mL日2次口服，半个月为1个疗程，一般治疗为2个疗程。

随证加减：

若喘而汗出明显者加入麻黄10g，生石膏25g，杏仁10g；口干、渴或心烦者加生石膏30g；若外感者加入葛根10g，麻黄10g，杏仁10g；若见咳痰、恶寒，关节痛者，又有太阳病痰饮内停，故合并用小青龙汤。

八、支气管扩张

中医辨证……治疗支气管扩张症

夏以琳医师（上海市中医门诊部，邮编：200041）总结邵长荣教授辨证分型治病的经验，将支气管扩张症分为肺热型、肝旺型、痰湿型、气虚型、阴虚型进行辨证治疗，总有效率83.4%。提示本方法对本病具有止血、止嗽、缓解症状、改善肺功能的作用。

【绝技妙法】

治疗方法：

采用中医辨证分型论治。

(1) 肺热型

临床特征为咳嗽痰多，痰色黄、绿，或分层痰，反复咯血，伴有发热、口渴、口臭、大便干结，常发生在伴有肺部感染时。舌苔黄腻，脉细滑数。证属肺热壅盛，胃肠热结，热伤肺络。治拟清肺通腑法。

药用：鹿衔草、黄芩、侧柏叶各18g，鱼腥草、开金锁、败酱草、白茅根各34g，连翘、蚤休、炒藕节、枳壳、枳实、生大黄各9g，桔梗6g。

鹿衔草合大剂量黄芩是取其清肺凉血之功能，再配以桔梗、蚤休、鱼腥草、败酱草、开金锁增强清肺泄热化脓痰作用，加入枳壳、枳实、生大黄通腑下痰而达到祛痰抗感染的效果。

(2) 肝旺型

临床特征为咳嗽气促痰黏、咯吐鲜血、血量多，每因情绪抑郁不舒或发怒激动而发病。伴胸胁胀痛，口干口苦，大便偏干。舌质红、苔薄黄，脉弦滑数。证属肝火犯肺，血热妄行，治拟平肝清肺，凉血止血法。

药用柴胡、前胡、青黛、丹皮、炒蒲黄、六月雪、茜草根各9g，平地木30g，海蛤壳、野菊花各12g。

胸胁胀痛明显者加瓜蒌皮、徐长卿、郁金各12g，以疏肝通络解郁。对于少量咯血，长期不愈者，邵医师认为此证型有瘀血存在，治疗要在平肝清火的基础上加入几味活血祛瘀的药物，如川芎、桃仁等。

(3) 痰湿型

临床特征为咳嗽痰多，每日痰量约200mL以上，痰清稀色白，或白沫状。伴胸闷纳少，口淡乏味，大便偏溏，疲惫乏力。舌苔白腻、质偏淡，脉细滑。证属脾气虚弱，痰湿内恋。拟健脾益气，化湿排痰为治。

药用陈皮、川朴、防己各9g，姜半夏、苍术、白术、猪苓、茯苓、黄芩、车前草各12g，苡仁、陈葫芦术各30g。

如痰黏厚难咯，痰量很多，邵师认为此乃老痰也。用自拟的三海汤，由海浮石、海蛤壳、海藻3味药组成。其中海浮石、海蛤壳入肺经，具有软坚化痰清肺之功，《本草衍义补遗》称此药具有“消积块，化老痰”之效。脾肾阳虚者加入熟附块、桂枝以温阳化痰。

(4) 气虚型

临床特征为反复咳嗽咯痰，痰中夹血，血色时而暗红，时而浅红。动则气促，易患感冒，少气懒言，面色少华，睡眠欠安。舌质淡红、苔薄腻，脉细弱无力。证属气不摄血，痰热内遏。拟益气摄血，兼清痰热为治。

药用：生黄芪、太子参、苍术、白术、姜半夏、猪苓、茯苓、功劳叶各12g，防风、陈皮、生甘草、蚤休、炒藕节各9g，脱力草、蒲公英、江剪刀草、野荞麦根各30g。以玉屏风合四君子汤为基本方，用益气健脾固表之法融于清肺化痰凉血止血之中。

(5) 阴虚型

临床特征为咳嗽痰少，痰黏稠难咯，痰中带血，血色鲜红，伴气短，胸部不适，口唇鲜红，午后低热，盗汗，口渴喜饮，大便偏干。舌质红、苔薄少津，脉细滑数。证属痰热郁肺，热伤气阴，治拟益气养阴，清化痰热。

药用：南沙参、太子参、桑白皮、麦冬、枸杞子、女贞子各12g，黄芩、佛耳草各18g，野荞麦根、白茅根各30g，冬瓜仁、五味子、炒藕节各9g。

服用方法：

以上各型辨证用药，水煎服日1剂，3个月为1个疗程，治疗1～2个疗程，观察疗效。

清肺汤……治疗支气管扩张

崔 悦医师（河南南阳市中医院，邮编：473000）采用自拟清肺汤治疗支气管扩张患者，疗效理想。

【绝技妙法】

支气管扩张属中医咳嗽、咯血、哮喘等范畴，病情缠绵，易反复发作，临床症候以痰热或兼气阴不足为常见。

【常用方药】

清肺汤组成：黄芩、金银花、连翘、栀子、桑白皮、胆南星、半夏、川贝母、沙参、麦冬各15g，鱼腥草、太子参各30g。

随证加减：

干咳咯血、舌红加牡丹皮、白及、白茅根各15g，痰多黄稠加瓜蒌皮15g，葶苈子10g，天竺黄15g，合并哮喘加炙麻黄10g，地龙15g，气短、易感冒加黄芪30g。

服用方法：

日1剂。水煎服，连服20d为1个疗程。

方中黄芩、金银花、连翘、栀子以清其热，桑白皮、胆南星、川贝母、半夏化其痰，同时以沙参、麦冬养其阴，太子参益气以扶正，共奏清热化痰、养阴益气、标本兼顾之功。临床观察清肺汤治疗支气管扩张，临床症状消失快，且X线改善理想。较反复使用抗生素治疗疗效可靠、稳固，尤其是远期疗效优于西药治疗。

【验案赏析】

徐某，女，25岁。主诉：咳嗽、咯痰7年，加重伴哮喘1年。因咳嗽、咯痰于5年前诊断为支气管扩张，经反复使用抗生素治疗无改善，且于1年前并见哮喘之症。曾用头孢、环丙沙星等治疗效不佳，于2001年4月25日来诊。诊见：患者面黄，消瘦，呼吸困难，三凹征阳性，咯痰黄稠，舌红，苔薄黄，脉细数。听诊：双肺满布哮鸣音。X线：支气管扩张。血WBC $11.2\times10^9/L$。证属痰热蕴肺，气阴不足。予清肺汤加地龙15g，炙麻黄10g，射干15g。日1剂，水煎服。服药2个疗程，咯痰症状消失，双肺听诊正常，血WBC $7.8\times10^9/L$。X线复查：明显好转。随访1年，病情无反复。

清肺补络汤为主……治疗支气管扩张症

胡国俊、戴晓华(安徽中医学院第一附属医院，邮编：230031)、胡世云等医师以自拟清肺补络汤为主治疗支气管扩张症，疗效满意。

【绝技妙法】

支气管扩张症是一种慢性、反复发作的感染性疾病，多属本虚标实。肺阴不足，外邪恋肺，痰郁化热，热伤肺络，迫血妄行。治疗多采用清热养阴、止血化痰为法。在《医宗金鉴》“清肺汤”及《医学衷中参西录》“补络补管汤”基础上化裁的清肺补络汤正是体现了这种思想。张锡纯认为“龙骨、牡蛎，性皆收涩，又兼开通之力，故能补肺络。”又佐以三七者，取其“化腐生新，使损伤之处易愈，且其性善理血，原为治衄之妙品也。”

【常用方药】

治疗方法：

(1) 先锋 3g 加入 5% 葡萄糖 250mL 静脉滴注，每日 2 次；必嗽平 16mg，每日 3 次。小量咯血者用安络血 10mg，每日 3 次；中等及大量咯血者用脑垂体后叶素 20U 加入 5% 葡萄糖 500mL 中静滴，每日 1 次。15d 为 1 个疗程。

(2) 在以上治疗基础上加用清肺补络汤：南沙参、冬瓜仁、茜草、薏苡仁、芦根各 30g，桑白皮、丹皮、黄芩、三七(分吞)、麦冬、葶苈子各 10g，生龙骨、生牡蛎各 20g，蒲黄炭 6g。每日 1 剂，水煎分 2 次服。15d 为 1 个疗程。

清肺补络汤中南沙参、麦冬滋阴补肺，薏苡仁、芦根、桑白皮、黄芩、葶苈子清肺泻火化痰，茜草、蒲黄炭、三七凉血止血。

现代药理研究认为：三七所含五加皂甙能缩短凝血酶原时间，且可降低毛细血管通透性；茜草根含紫茜素、茜素等，有止咳、祛痰作用，能缩短血液凝固时间，止血抑菌；丹皮所含的牡丹酚、牡丹酚甙等对白色葡萄球菌、枯草杆菌、伤寒杆菌等有较强抗菌作用，同时也能降低血管通透性，消除浮肿；黄芩含黄芩甙、汉黄芩素等多种有效成分，具有抗感染、抗变态反应、解热利尿等作用。临床观察表明，清肺补络汤对支气管扩张症有较好的疗效。

补脏益络汤……治疗支气管扩张症

余韵星医师（湖北省秭归县中医院，邮编：443600）采用由家传验方改制的补脏益络汤，治疗支气管扩张症，疗效较好。

【常用方药】

补脏益络汤基本方：生地黄、水牛角各20～30g，天荞麦根、虎杖根各25～35g，山萸肉12～16g，田三七粉（冲服）8～10g，夏枯草16～20g，益智仁、枳壳各10～12g，百合40～50g，北沙参50～100g。每日1剂，水煎服。服1个月为1个疗程。

随证加减：

(1) 肝火旺盛

咳嗽气促，痰稠且黏，咯血鲜红、量多，伴胸胁胀痛，口干口苦，大便干，小便黄，舌质红、苔薄黄，脉弦数兼滑，基本方加疏肝清肝之醋炒柴胡、白芍、青黛、郁金等。

(2) 气虚血亏

嗽血咯血，其色浅红，动则气促，易患感冒，少气懒言，舌质淡红、苔薄腻，脉细弱无力，基本方加生黄芪、紫河车、炙白术、当归、山药等。

(3) 肺热壅盛

咳嗽痰多，色黄或绿，或分层痰，反复咯血色红，伴发热口渴口臭，大便干结，小便黄，舌质红、苔黄腻，脉数滑或浮数，基本方加蒲公英、鱼腥草、黄芩、贝母等。

(4) 痰瘀互结

咳嗽咯血反复不愈，出现血泡样痰，咯血紫黯，伴胸闷刺痛，心悸，唇绀，或盗汗，舌质紫黯或有紫斑、苔薄，脉滑涩或结代，基本方加海浮石、茯苓、丹参、鸡血藤、北五加皮等。

自我护理：《医学六要》指出："咳血非静养绝欲，不可与治"。注意自我护理有助于治疗和康复。因此，除坚持药物治疗外，更要卧床静养，减少活动量，做到绝欲望，远房事，饮食要清淡有节，禁食辛辣食物及酒类。

本病因病程日久，五脏亏损，气血虚衰，肺失所养，故咳嗽咯血反复不愈。在治疗上应发挥中医整体观的优势，用补益五脏、清热降火、化痰解毒、祛痰止血以达到补络补管的目的，不可妄投温燥峻补和苦寒太过之品，方有向愈之机。补脏益络汤中以4对药为主：生地味甘性寒，滋肾降火，《神农本草经》谓其"通血痹"，凉血止血而不留瘀，对阴虚火旺而有血瘀之出血症颇相宜；水牛角味苦咸、性寒，为清热解毒、凉血止血之平剂，与生地相伍，自有犀角地黄汤之妙，能降火解毒止血，此为第一对对药。天荞麦根味酸苦、性寒，能清热解毒、祛风利湿；虎杖根味苦性平，能祛风利湿，活血通经，与天荞麦根同用，有败毒补络之功，此为第二对对药。沙参味甘性平，轻清入肺，益气养阴，生津润络；百合润肺益胃，固金敛液，与沙参相伍，均取以重剂，乃肺胃同治，补肺益中，大有黄芪之功，但无黄芪之温，甚切肺为娇脏之性，故有补络补管之妙，此为第三对对药。

山萸肉大补肾之元气，收敛肺气，补络补管；益智仁甘温补肾，散寒化饮，善治肾虚痰浊上乘之症，与山萸肉相伍，甘温理虚，补肾益精，又可防生地等群阴之品的苦寒太过，此为第四对对药。此外佐以田三七，加强化瘀止血之功；枳壳理气宽中、疏肝醒脾，又防生地之腻滞；夏枯草清热解毒、疏肝散结。

综观全方，补五脏而不峻，清火毒而不泻，止出血而不瘀，化痰饮而不燥，丝丝入扣，相得益彰，是故五脏受益，上归于肺，火降毒败，痰蠲瘀消，肺络得补，用于治疗支气管扩张症实为对症之方。

【验案赏析】

李某，女，48 岁，农民。1994 年 5 月 16 日初诊。患支气管扩张症 4 年，中西药治疗乏效，病情日益加重。支气管造影右下肺支气管腔呈圆形囊状阴影。症见咳嗽黄痰，咯血鲜红，动则气促，伴胸闷，五心烦热，盗汗，大便干，小便黄，舌质红、苔黄少津，脉细数兼滑。辨证为热蕴于肺，气阴两伤。投补脏益络汤加味：生地黄、水牛角各 30g，天荞麦根、虎杖根各 25g，山萸肉 16g，田三七粉（冲服）10g，枳壳、炒黄芩、浙贝母各 12g，百合 40g，北沙参 60g，蒲公英、夏枯草各 16g，益智仁 8g。7 剂。二诊：五心烦热及盗汗均已不作，咳嗽咯血大减，原方去黄芩、贝母，又服 2 月，诸症平息，依原方 5 倍量为 1 料，研成细末，炼蜜为丸，每日吞服 2 次，每次 9g，以作善后。半年后支气管造影，两肺清晰。随访已 3 年，未见复发。

自拟平金汤……治疗支气管扩张

窦存江医师（甘肃省中医学校，邮编：730050）运用自拟平金汤治疗支气管扩张，取得了满意疗效。

【绝技妙法】

支气管扩张属中医咯血范畴，多由外感或内伤而引起，病变部位在肺，肺为娇脏，为诸脏之华盖，故邪之易入，其病变多热、多虚，兼有肺络损伤。故治疗多从清热滋阴、活血止血入手。

【常用方药】

平金汤组成及剂量：金银花 10g，连翘 10g，玄参 12g，仙鹤草 10g，百部 10g，桔梗 10g，三七（冲服）10g，黄芩 10g，旱莲草 10g，知母 10g，麦冬 10g，甘草 6g。

随证加减：

痰黏量多加陈皮 10g，贝母 10g；肺热壅盛者加苇茎 10g，冬瓜仁 10g；阴虚肺燥明显者加沙参 10g，阿胶（烊化）10g；反复咯血者加紫草 10g；咯血暗红，舌质紫暗者加当归 10g；咯血气喘，汗不止者加白术 10g，黄芪 10g，防风 3g；面色㿠白，少气懒言者加白芍 10g，何首乌 10g，当归 10g。

自拟平金汤中金银花、连翘、玄参、黄芩清热泻火；麦冬滋阴润肺；桔梗利气；三七、仙鹤草、旱莲草活血止血，达到止血不留瘀，清热不伤气之目的。诸药合用符合祖国医学辨证论治之观点，又符合现代医学治疗之原则，故收到了明显疗效。

【验案赏析】

王某，男，,29 岁，1996 年 2 月 17 日初诊，患者自幼感冒后即咳嗽气急，2 周前因外感而发病，曾服药物效果不显，病有加重之势，即来诊治。证见患者形体消瘦，面色㿠白，咳嗽，咯痰，痰黄而黏，咯血胸痛，自觉发热，舌质淡红，脉细数。

曾在某院胸片检查示：双肺纹理增粗、紊乱，支气管呈卷发状阴影，诊断为支气管扩张。中医辨证为气阴两虚之咯血，治宜补气滋阴，润肺止血。

以平金汤加味。药用金银花10g，连翘10g，玄参12g，黄芩10g，百部10g，桔梗10g，仙鹤草10g，三七（冲服）10g，旱莲草10g，何首乌10g，麦冬10g，甘草6g，白芍10g，知母10g，当归10g。5剂，每日1剂，水煎服。

2月23日二诊，药后咳嗽减轻，咯痰减少，少量咯血，胸痛减轻，舌脉同前，药已中的，继续服用5剂。

3月2日三诊，咳嗽、咯痰、咯血均已消失，已无发热之感，舌质淡，脉细，病已基本痊愈，为巩固疗效处以补肺汤5剂以调理善后，随访半年未复发。

自拟蕺海汤……治疗支气管扩张症

于景温医师（天津医科大学第二医院，邮编：300211）数年来以自拟蕺海汤治疗支气管扩张症，获效满意。

【绝技妙法】

支气管扩张症，为痰阻于肺，肺失清肃，郁久化热，热壅血瘀，血败化脓所致。本病缠绵已久，本虚标实，治疗中需注意扶正固本，脾为后天之本，气血生化之源，脾脏健运，水谷精微则可上输华盖，肺得谷气充盈，方可主气司呼吸，朝百脉；脾为生痰之源，肺为贮痰之器，脾健则无生痰之源，故缓解期配合应用健脾之法，可达扶正固本之目的。

【常用方药】

蕺海汤药用：鱼腥草（蕺菜）30g，浮海石、海蛤壳各20g，瓜蒌皮12g，桔梗10g，贝母12g，芦根15g，薏苡仁30g，桃仁10g，冬瓜仁15g，甘草6g。

随证加减：

兼恶风发热，鼻塞流涕加金银花、连翘、荆芥、防风；肺热壅盛加败酱草、桑白皮、生石膏；兼口干咽燥、潮热盗汗加麦冬、沙参、百合；兼神疲乏力，气短纳差加党参、茯苓、陈皮、白术；咳痰带血去桃仁、桔梗，加藕节、三七粉、侧柏叶、茜草。

服用方法：

每日1剂，水煎2次，早、晚分服。

热盛，久必伤阴，临床治疗不仅需固护阴液，更需注意饮食调理。饮食宜清淡、忌厚味辛辣之品。痰液黏稠，不易咳出则影响疗效。故治疗的各个阶段都要应用化痰排脓之法。于景温体会浮海石、海蛤壳，对稀释黏痰有显效，利于痰液排出，若同时配合体位排痰，则疗效更佳。

治疗结果：

显效：服药后，咳嗽减轻，痰量减少至50mL左右、胸闷，发热消失，听诊痰鸣或湿性啰音消失27例；好转：服药后，咳嗽减轻，痰量减少、胸闷好转，发热消失，肺部湿性啰音明显减少20例；无效：服药后，症状体征无变化，甚至加重5例。总有效率为90.4%。

自拟蕺海汤中鱼腥草、芦根，可清热解毒；浮海石、海蛤壳、贝母，可清热化痰止咳；瓜蒌皮、桔梗，利气宽中；桔梗、甘草同用可开上宣肺、祛痰排脓；冬瓜仁、薏苡仁，入脾胃经，可健脾清热排脓；桃仁，可破血祛瘀、瘀祛则新生，合而用之，共奏清热解毒、宽中利气、止咳化痰排脓之功效。

自拟二百桔梗白及汤……治疗支气管扩张

沈志忠医师(江苏盐城军分区卫生所,邮编:214001)运用自拟二百桔梗白及汤治疗支气管扩张,经临床观察,疗效显著。

【常用方药】

基本方:桔梗、百部、白及各20g,百合、鱼腥草、冬瓜仁、薏苡仁各30g,前胡、杏仁、川贝母各10g,生甘草5g。

服法:每日1剂,水煎300mL,分2次温服。7剂为1个疗程,一般2～3个疗程。

随证加减:

咳逆犯肺,咳嗽剧烈加炙麻黄、紫苏子;肺气不敛,血随气逆加代赭石、旋复花;肺络损伤,肾精亏虚,咯血加五味子,三七粉,天、麦冬;肺阴虚,灼伤肺络,迫血妄行加北沙参、阿胶、仙鹤草;脾虚纳差,食欲不振加白术、谷麦芽,焦山楂。

自拟二百桔梗白及汤中百合、百部敛阴润肺、清热化痰,二药相配则清肺润燥,止咳宁嗽,痰中带血之证尤宜。桔梗、甘草宣肺祛痰、舒理气机、泻火解毒;白及擅入肺经而补肺止血,配杏仁宣降肺气则痰浊除。贝母、前胡清肺除热,气利痰消;鱼腥草清热化痰,止嗽润肺,冬瓜仁、薏苡仁健脾除湿,以增强排脓痰之药力,诸药配伍严谨,故功效显著。

【验案赏析】

殷某,女,45岁。盐城郊区干部。患者因咯血于1988年4月14日来所就诊。半月前咳嗽,咳痰,5d前因搬家疲劳,是夜发生咯血，血色鲜红，日咯血多达200mL以上。查体发育正常，营养中等，气管居中，两下肺可闻及少许湿啰音，心律齐，心率80次/min，无病理杂音，腹软，肝脾未及。X线平片示两下肺纹理增粗曾作支气管造影确诊为支气管扩张。此次在外院应用垂体后叶素、维生素K、安络血等止血药未见明显效果。

经介绍邀余诊治。患者咳逆上气、口渴，咽痒，情绪欠安，咯血不止，纳差，食欲不振，面色无华，按脉弦细而濡，舌质淡，苔白微黄。证属肺阴虚而灼伤肺络，血随气逆而咯血不止。拟以二百桔梗白及汤加减：桔梗、白及、百部各20g，百合、苡仁、仙鹤草各30g，天、麦冬、南、北沙参、阿胶（熔化兑服）各15g，杏仁、川贝母、前胡各10g，生甘草5g。每日1剂，煎汤300mL分2次口服。3剂后咳嗽咯血大减，情绪亦安，服7剂后咯血止而诸症消失，继服7剂以巩固治疗。随访至今未复发。

加味鱼旱蛋方……治疗支气管扩张

庞梅珍、王　芳医师（临澧县中医院，邮编：415200）采用民间验方鱼旱蛋方加味治疗，取得较满意的疗效，并与采用西药消炎止血治疗进行对照观察，疗效满意。

【绝技妙法】

支气管扩张咯血为内科急诊之一，属中医“咯血”范畴。祖国医学认为，肝之经脉由下而上，贯膈注于肺，其气升发，助肺宣发；肺居上焦，其气肃降，具有抑制肝阳上升太过之功，此乃金制木之意，风热燥邪犯肺，肺失清肃，肝木易于上乘，热亦可循经下行于肝，使肝火偏旺反侮于肺，或情志不舒，肝郁化火，上逆犯肺，或肾水不足，肝火上炎于肺，均可灼伤肺络，以导致络破血溢，发为咯血。咯血之症，咳或不咳，血自肺系而来，从口中而出，其病机多由气火上逆，阳络损伤而随之上溢所致。因此，咯血治疗法则，应标本兼顾，在清热凉血的同时又要养血柔肝。

【常用方药】

鱼旱蛋方基本方：鲜鱼腥草 200g，旱莲草 100g，鲜鸡蛋 4 个，重度咯血者加仙鹤草 50g，白及、白茅根各 25g，生地 15g。

随证加减：

发热者加金银花 15g，黄芩 15g；兼咳嗽者加苏子 15g，百部 15g，尖贝 12g；肝火盛者加丹皮 15g，白芍 12g，郁金 12g。

服用方法：

先将鲜鱼腥草、鸡蛋洗净，连根叶和鸡蛋放入锅内煮 0.5h 后，将蛋取出，用筷子将蛋壳打破，再放入锅内煮 0.5h，将药汁倒入碗内，每日多次，每次 100mL 加适量红糖同服，1 周为 1 个疗程。鸡蛋去壳后，分早、晚各服 1 次，每次 2 个。

鱼旱蛋方取决于民间验方，方中鱼腥草有清肺热解毒之功效，现代药理研究表明，鱼腥草有抗菌、抗病毒、解热镇咳作用，并能通过促进细胞的吞噬功能来增强机体的免疫力，是治疗风热咳嗽，燥邪犯肺的良药；旱莲草有消炎止血作用，能解郁热，散瘀结，清心泻火，凉血止血；鸡蛋有补肺止咳，益气养心、镇静的作用。根据证候配以生地、丹皮、白及、仙鹤草、白茅根清热利水，引热下行。诸药相配，共奏清肺热，泻肝火，补肺止咳，养血止血，益气补中之功，故能在短期内杜病源而获佳效。

【验案赏析】

汪某，男，46 岁，干部。2000 年 3 月 18 日来诊。患者素有咳嗽咯血反复发作病史。17d 因食多量的羊肉火锅而诱发咯血就诊。诊见患者体形消瘦，面色微红，轻度咳嗽，咳血呈鲜红色，量多，每日 150mL 左右。症见舌红，苔薄黄，脉弦细。体温 37.2℃。X 线胸片：右下肺野肺纹理增多增粗，并呈卷发样改变，考虑右下肺支气管囊状扩张。证属肺阴亏虚，肝火上逆犯肺，灼伤肺络。治宜清肝泻肺，凉血止血。方用加味鱼旱蛋方：鱼腥草 200g，旱莲草 100g，鲜鸡蛋 4 个，仙鹤草 25g，白及粉（包煎）20g，白茅根 25g，生地 15g，白芍、丹皮各 15g，甘草 10g，每日 1 剂，煎服，治疗 8 天，诸症悉除。为了巩固疗效，继续隔日 1 剂，连服 7d，病告痊愈。

九、肺 炎

中医……治疗老年性肺炎

崔 巍医师(长春市人民医院,邮编:130000)对老年性肺炎采用中医治疗,疗效满意。

【绝技妙法】

老年人以气阴两虚多见。因而老年性肺炎是在正气不足基础上,感受六淫之邪所致。一般来说六淫之邪的属性决定肺系病变的特点,而体质因素则对病变的发生、发展、转变、转归等起重要作用。同样感受外邪,阳虚者,易于寒化湿化,阴虚者,易于化热化燥。老年人体虚,卫外不固,易感邪,引起肺卫表证,日久不愈,更耗伤正气,正虚邪恋,病情复杂难愈。抗邪之力弱,亦可邪直入里转变无表证之象。气阴俱虚,失其温濡之功能,故见气短、懒言、心烦、失眠、神疲乏力、眩晕。气阴两虚则生热,故潮热。气阴亏耗,清肃之令不行,则肺气上逆而咳,虚火灼津成痰,故少痰。肺主皮毛,外感风寒,传里郁久化热,况且肺为华盖,而五脏六腑火自内起,熏蒸灼津,亦多咳嗽。老年人由于有气阴不足之特点,感邪后,难以表散,而入里化热尤易,故老年人肺炎以痰热多见。

在治疗上,因老年性肺炎以虚症里症为主,故治疗以扶正祛邪,益气养阴,清热化痰为主。须注意以下几点:

(1) 驱邪不宜太过苦寒

肺为娇脏不耐寒热，用药不可过偏。老年人脾胃虚弱，药性寒凉易伤脾胃。老年人肺炎邪实以肺热为主，热症易伤津液，苦寒药物又易化燥伤阴。故驱邪时不能太过苦寒以防伤正。

(2) 扶正以益气养阴为主

临床工作中老年人常见气阴两伤，尤以使用西药抗生素者为甚，而阴伤最难纠正。老年人津液消耗，肺失濡养而致肺阴虚，感受外邪，耗伤肺气，而致肺气阴两虚。故益气养阴贯穿治疗始终。初感受外邪，正虚不能鼓邪外出，治以驱邪为主，辅以益气养阴，以防伤正。病邪未尽时，益气养阴以取“扶正祛邪”。后期，以其扶正固表，防邪再入。

(3) 扶正不宜滋补太过

肺为清虚之脏，方药多宜轻清，不宜重浊。老年人脾胃虚弱，滋补太过则脾失运化，中焦不畅，肺失升降，耗伤肺气，补虚药不能发挥其作用。且病初以驱邪为主，扶正为辅，滋补太过易致“闭门留寇”。

(4) 注重通腑

大肠不通可影响肺气肃降，肺之肃降失常又可导致腑气不通，故老年性肺炎治疗时要注重通腑。六腑以通为顺。肺经实热，清泄大肠使实热从大肠下泄而气得肃降。老年人阴津不足，肠液亏少无水行舟，加之元气不足，鼓动无力，肠道失运，肺气虚，津液不能下布大肠而便秘。当滋养肺气使津液下布以润肠通便，故在老年性肺炎的治疗中，通腑应贯彻始终，初以泄热为主，后以滋润为法。

【验案赏析】

患者，女，67 岁，因咳嗽 3 个月就诊。咳不重，偶有黄痰，疲乏无力，面白形瘦，胸闷烦热，口干，气短，少寐多梦，便干。体温 37.7℃，双下肺呼吸音减弱。胸片示双下肺大片密度增高影，病程中曾反复静滴抗生素（阿奇霉素、青霉素等），咳嗽未减轻，乏力逐渐加重，活动后呼吸困难。查舌红、苔黄，脉沉细。西医诊断肺炎，中医考虑咳嗽（痰热壅肺，气阴两虚）。治疗予以千金苇茎汤合生脉散，处方：芦根 20g，薏苡仁 5g，桃仁 15g，冬瓜仁 15g，麦冬 20g，鱼腥草 20g，黄芩 10g，沙参 15g，人参 10g，五味子 10g，酒军 5g，甘草 5g。水煎服，日 3 次。3 剂后热退，咳吐大量黄痰，味腥臭，胸中烦热减轻，口干等诸症减轻，续服 15 剂，咳嗽消失，双肺炎症吸收，饮食睡眠好。改服人参 12g，天冬 20g，麦冬 20g，生地 20g，熟地 20g，白术 12g，黄芪 15g，炙甘草 10g，芦根 20g，桔梗 15g，杏仁 10g。5 剂，水煎服，日 2 次。诸症消失。后嘱以西洋参茶常服。

【按语】本案为老年性肺炎迁延不愈，用大量抗生素效不显，此属气阴两虚，正虚邪恋，除邪而忽视扶正之故。初治以苇茎汤清肺泻热除痰，生麦散益气养阴润肺，诸症减轻。二诊以扶正为主，兼清除热而愈。善后以“西洋参茶”益气养阴，扶正固本，防邪再入。

中医……治疗病毒肺炎

李志文医师（东莞市中医院，邮编：511700）运用加味麻杏苇茎汤合双黄连针治疗病毒性肺炎，总有效率达 75.3%，中医中药治疗病毒性肺炎效果良好。

【绝技妙法】

病毒性肺炎以发热、咳嗽为主症，属祖国医学“喘咳”范畴，系外感病邪犯肺所致。时值疫症流行、温邪热毒犯肺，致痰热阻肺，肺失宣肃，故治宜辛寒清热、肃肺平喘。

【常用方药】

加味麻杏苇茎汤治疗，方药组成：麻黄 6g，石膏 30g，北杏 12g，甘草 5g，苇茎、桃仁、连翘各 10g，冬瓜仁、苡仁、鱼腥草各 20g，黄芩、银花各 15g。

随证加减：

痰阻气急者：加葶苈子、枇杷叶以肃降肺气；痰黄稠者：加瓜蒌、贝母以清热化痰；发热甚者：重用石膏。1 日 2 剂，水煎服分 2 次。另外再加用双黄连针 3.5g，加入 5%GNS 500mL 中静脉滴注，每日 1 次，4d 为 1 个疗程。

患者均静脉补液，维持正常的水、电解质、酸碱平衡，给予必需的能量支持；如高热不退者，给予紫雪丹口服或肌注柴胡注射液；如重症伴有低氧血症者，给予呼吸机，进行无创面罩机械辅助通气。

麻杏苇茎汤乃仲景之麻杏石甘汤合《千金》苇茎汤加鱼腥草组成，古今医家用麻杏石甘汤治疗肺炎、支气管炎历 1700 余年，疗效昭著，又无耐药性。《千金》苇茎汤治肺痈、甘寒肃降、平稳实效，人所共知，王孟英说此方“不仅肺痈之妙药，竟可瘳肺痹之危疴”。古代所称之肺痹，乃包括各种肺部感染疾患、以致肺失清肃之令，痹塞不通之重症。

两方合用，共奏辛寒宣肺，甘寒肃肺之功，再加上鱼腥草，黄芩、银花，连翘，其清温邪热毒之力大增。双黄连针中含金银花、连翘、黄芩，其功能主要是清热解毒，据现代药理研究，对金黄色葡萄球菌、肺炎球菌有抑制作用，同时有免疫调节作用。黄芩具有广谱抗病毒作用，同时有镇静、抗过敏、利尿及解除支气管痉挛等作用。金银花广谱抗菌抗病毒，抑制炎性渗出和炎性增生，促进自细胞吞噬；连翘抗菌抗病毒解热消炎，增强免疫功能。

【验案赏析】

梁某,男,26岁,发热伴咳嗽3d,加重1天来诊。同宿舍8人先后发病,来诊时见:发热、咳嗽、气促、咳时胸痛,痰少口干,2d未解大便,尿黄,舌红苔黄腻,脉洪大。查:神清、烦躁,体温39.3℃,口唇轻度发绀,心率105次/min,律整,双肺闻及少许湿啰音、呼吸32次/min,血压15/9kPa,血常规检查正常,胸片示双下肺见斑片状阴影。中医诊断:喘证,属痰热阻肺、热毒炽盛。西医诊断:病毒性肺炎(重症)、急性肺损伤。中医治疗:拟清热解毒、宣肺化痰止咳平喘法。方药:麻黄6g,石膏30g,北杏仁12g,甘草5g,苇茎、桃仁、连翘各10g,冬瓜仁、苡仁、鱼腥草(后下)各20g,黄芩、银花、瓜蒌各15g。1日2剂,分2次水煎服。同时给予双黄连针3.6加入5%GNS 500mL中静脉滴注,每天1次。西医治疗:马上使用呼吸机,给予面罩无创通气,用持续气道正压模式,适当给予呼气末正压,静滴丙种球蛋白10g/d,同时维持水、电解质、酸碱平衡。服上药1剂后,仍高热达39.2℃,给予紫雪丹1支口服,热稍退,但仍高达38.8℃,不久又上升到39.3℃,再给予上方1剂,服药后约半小时,患者解黄燥大便1次,进食半碗白粥,出微汗,热渐退。自觉气促,胸痛减,烦闷顿除;第2天体温正常,仍守上方治疗3d,患者无发热、无胸痛,呼吸平顺,仍有咳嗽,痰多色黄,二便通畅。复查胸片:双肺斑片状阴影较前明显吸收,超过50%,继守上方去石膏、麻黄,加贝母,每日1剂,治疗3d后,复查胸片:斑片状阴影完全吸收;血气分析结果正常;停用呼吸机,再调理3d出院。

【按语】对于病毒性肺炎,目前尚无有效的抗病毒西药,早期应用大量抗生素不但无效,反而引起副作用,而用中药配合西药的支持疗法,不但疗效高、病程短,而且避免了很多副作用,值得临床推广。

双黄连加中医辨证……治疗间质性肺炎

严敏、庄田畋医师（贵州省人民医院，邮编：550002）采用双黄连针剂加用丹参液及自拟中药清肺止咳汤口服，取得满意疗效。

【绝技妙法】

间质性肺炎属中医“咳嗽”范畴。由于肺为娇脏，外合皮毛，故六淫之邪外侵，首袭皮毛，内合于肺，肺气失于宣降而咳嗽。临床上外感症状消失后，咳嗽仍有增无减，表现为干咳无痰、胸闷胸痛、口干舌燥、潮热盗汗等表现。其病机为燥热伤肺，日久不愈而致肺阴不足，虚热内生，病程往往较长。故其治疗重在清热养阴、润肺止咳。

【常用方药】

“清肺止咳汤”药物组成：银花、板蓝根各30g，前胡10g，瓜蒌壳、虎杖各15g，穿心莲、百部各12g，玄参20g，甘草3g。

随证加减：

风热犯肺加鱼腥草30g，蒲公英20g，黄芩12g；燥热伤肺加沙参18g，知母12g，梨皮1个；肺阴不足加沙参30g，麦冬12g，地骨皮10g。

各型均予5%葡萄糖盐水250mL加双黄连针1.8g静脉滴注，1d 1次；丹参注射液250mL（丹参12g，相当于丹参素60mg）静脉滴注，1d 1次。10～15d为1个疗程。肺部感染严重者，间隔5～7d后可进行第2个疗程。

方中银花、板蓝根、虎杖、穿心莲清热解毒以祛外邪，百部、前胡宣肺止咳，玄参养阴清热，瓜蒌壳宽胸理气。全方配伍，热清气平，肺气宣肃有权，咳嗽自除。

现代医学认为：本病多与病毒感染及免疫功能低下有关，故又称为病毒性肺炎，其中以流感病毒、腺病毒引起病毒性肺炎较为多见。本病应用抗生素治疗效果不佳，即使应用大剂量高效（级）抗生素也得不到治疗效果。使用双黄连针剂加丹参液及中药汤剂治疗本病却收到十分满意的临床疗效。双黄连具有很强的抗病毒及增强细胞免疫和体液免疫的作用，尤其对流感病毒及呼吸道合胞病毒效果卓著。中药汤剂有清热养阴、润肺止咳作用。丹参能活血祛瘀，改善肺部微循环，降低毛细血管通透性，促进炎症的吸收。从我们的观察结果证明，针、药联合应用治疗病毒性肺炎具有疗效高、疗程短的特点。同时，双黄连针剂与丹参较之昂贵的抗生素更容易使基层医院的病患者接受。

清润化解汤……治疗间质性肺炎

沈其霖医师（四川省绵阳市中医院，邮编：621000）运用业师李孔定教授经验方清润化解汤治疗间质性肺炎，疗效满意。

【绝技妙法】

中医学通常将间质性肺炎归属“咳嗽”范畴进行辨证论治。业师李孔定教授根据本病临床所见，认为本病多属中医学“风温夹湿”之病，其来也速而热重，故属风温；其去也缓而舌腻，故云夹湿。然风温之邪，延日即去，后遗肺燥脾湿之证则难速已。此时治当清热润肺、化湿解毒，因而创立清润化解汤治疗。

【常用方药】

清润化解汤药物组成：南沙参 30g，黄精 30g，黄芩 30g，连翘 30g，崩大碗 30g，赤芍 30g，枳壳 15g，浙贝母 15g，甘草 10g，鱼腥草 50g。

随证加减：

汗多加桑叶 15g，牡蛎 30g；胸痛胸闷加香附 15g，旋复花 15g；口干甚加知母 30g，天冬 30g；潮热加青蒿 30g，牡蛎 30g；苔厚腻加草豆蔻 12g，白术 15g。

煎服方法：

每日 1 剂，水煎分 3 次服。7 剂为 1 个疗程。忌食辛燥腌卤食物及高蛋白、植物油等。

清润化解汤以南沙参、黄精、浙贝母润肺解燥；黄芩、崩大碗、连翘、鱼腥草清热解毒；枳壳行气，赤芍活血，使气机调畅，有利湿毒之化解；黄芩苦燥，鱼腥草清利，有利湿毒之排除。临床观察表明，本方对于解除间质性肺炎的临床症状、促进肺部炎症吸收、改善肺功能具有明显作用。

【验案赏析】

李某，男性，43 岁，2003 年 6 月 6 日初诊。患者咳嗽、胸痛 1 年余，经 X 线胸片、CT 等检查，诊为间质性肺炎，反复住院 3 次，输注氨苄青霉素、先锋霉素 V 等药物均无明显疗效，他处服中药治疗亦罔效。刻诊：阵作剧咳，直至咯出少量白色泡沫痰，咳嗽方止，每日阵咳 10 余次，伴胸痛，胸部满闷不适，气紧，汗多，饮食、二便如常。舌质红，苔白厚腻，脉弦细。诊为肺燥咳嗽兼脾湿内蕴、气机不畅。治以润肺理气化痰，清热除湿。施以清润化解汤加桑叶 15g，草豆蔻 12g，香附 15g，旋复花 15g。水煎服，每日 1 剂。6 月 21 日再诊：阵咳次数明显减少，咯痰易出，已不气紧，胸微痛，汗出仍多，舌暗红，苔前薄后厚乏津，脉细。仍遵前法，原方去草豆蔻继服。半月后来诊，仅微咳，背部偶感疼痛，余无不适，前方继进半月，诸症悉除，复查胸部X片已无异常。

三根二花汤……治疗放射性肺炎

王东芳、张立营、李淑芳等医师（河北省衡水市第五人民医院，邮编：053000）自拟三根二花汤治疗放射性肺炎，取得满意效果。

【绝技妙法】

中医认为，射线为火毒邪气，最易伤阴耗气，熏灼肺阴血积于内，脉络失濡，肺失宣降。一方面，射线致使脏腑气运行失常，体内的病理生理产物不能及时排出，蕴积体内，使邪气亢盛，败坏形体而转化为热毒；另一方面，射线直接袭机体，煎灼津液，燔焚营阴，伤津耗液，致肺失所养而致吐浊痰涎沫，咽干声斯，气急喘促，形体消瘦，口干鼻燥，舌干，脉虚数等症。

【常用方药】

三根二花汤药物组成：芦根30g，板蓝根20g，山豆根、金银花、丝瓜络、橘络、生地黄、百部各15g，北沙参、丹参、白花蛇舌草、款冬花、川芎各12g，生甘草6g。每日1剂，水煎2次混合后，分早、晚2服。

随证加减：

若肺热甚加红藤、败酱草、虎杖、半枝莲、黄芩、瓜蒌等；热毒炽盛加赤芍、牡丹皮、犀角等；血瘀重加红花、桃仁、元胡、乳香、没药等；咽喉肿痛甚加羚羊角粉、薄荷、射干、牛蒡子等；口干咽燥加元参、麦冬、天花粉、石斛等：咳嗽重加用川贝、前胡、瓜蒌、杏仁、枇杷叶等；纳差加神曲、炒麦芽、鸡内金等；气虚加西洋参、党参、白术、茯苓、淮山药等；血虚加当归、鸡血藤、阿胶等；肝肾阴虚加女贞子、枸杞子、旱莲草、熟地等；根据情况酌情加入软坚散结之品，如穿山甲、皂角刺、䗪虫、牡蛎、浙贝母、三棱、莪术等。

以上治疗用大剂芦根、生地黄、天花粉、麦冬等清热生津润燥：板蓝根、金银花、白花蛇舌草清肺热、泻火毒；山豆根、射干、薄荷等解毒利咽；百部、款冬花、杏仁、川贝等润肺化痰止咳。

随着病情的进展，必然变生血瘀。一方面，射线致热毒壅滞，气血不畅，热毒耗液，津亏血滞，热毒壅则血瘀；另一方面，放疗常可导致气滞、湿热，气滞不能行血，致使血瘀。湿热内蕴，浊邪瘀结，气机阻滞，致使血行不畅导致血瘀，为其病理演变结果，故用丹参、红花、川芎、桃仁、元胡等活血化瘀；橘络、丝瓜络行气通络。药理研究证实：上述活血化瘀药物，能够改善肿瘤血管内的血氧饱和度，减少瘤体内乏氧细胞的比例，配合放疗能提高疗效，表现增敏作用：另外通过改善血液循环，阻抑肺组织纤维化，减轻放射性治疗所致之损伤，提高机体细胞修复能力及免疫功能。同时，还可降低激素用量，避免应用大量激素而产生的不良反应及副作用。

本病后期慢性纤维化形成，是邪热损伤肺脏络脉，热毒内蕴，耗竭肺阴，毒瘀互结所致。“毒、瘀”既是致病因素，也是病理产物，故对瘀血甚者在清泻火毒的同时，可酌加穿山甲、皂角刺、䗪虫、牡蛎、三棱等破血逐瘀之品。患者本已气血亏虚，加之放疗更耗肺气，使虚者愈虚。肺主气，气源于脾，根入肾，今肺气虚，子盗母气致脾气亏虚，气血化生无源，穷必及肾致肾气亏虚，肺虚不敛，脾虚不运，肾虚不纳，故导致咳嗽加剧，可见肾气虚是本病久治难愈的原因之一，所以使用沙参、白术、党参、茯苓、淮山药、西洋参健脾益气，使气血生化有源，熟地、枸杞子滋阴益肾，培补先天，固本生精，则病可愈。总之，以上诸药合用，共奏清热解毒，生津润燥、活血化瘀、益气养血之功，药中肯綮，故收效甚捷。

【验案赏析】

魏某，男，56岁。2002年9月7日就诊。主诉咳嗽、痰中带血，胸闷不适1月余。胸CT示：左肺上野外带见有一约3.0cm×3.4cm×4.5cm不规则肿物。经胸部穿刺活检，病理确诊为：肺鳞状细胞癌。即在我院进行放射治疗，靶区包括纵隔、肺门、病灶，量6400cGY/32次/44d，放疗进行顺利，结束后复查CT病灶消失。半月后因受凉而出现咳嗽，吐痰色黄、量多黏稠，胸闷气急，伴口干咽燥，便秘溲赤，舌红边有瘀斑，少苔而燥，脉细数。胸片示：左肺上野高密度片状模糊阴影，形状与放射野一致。血常规：WBC 15.8×10^9/L，N81%，L19%，其他检查无异常。西医诊断：肺癌放疗后；放射性肺炎。中医诊断：肺积症，痰热壅盛，津亏血瘀型。

治宜清热化痰，生津润燥，活血化瘀为法，给予上方加虎杖20g，瓜蒌15g，天花粉30g，赤芍、桃仁、薄荷（后下）各12g，川贝6g，每日1剂，水煎分早、晚2次服。服上方5剂后，症状明显减轻，惟体倦乏力明显，上方减虎杖、赤芍、薄荷、川贝，加西洋参10g，白术15g。以后随证化裁继服10余剂，上述症状消失，病告痊愈。

“宣肺活络汤”加减……治疗间质性肺炎

柯梦笔、王 滨医师（江苏省镇江市第一人民医院，邮编：212002）应用自拟宣肺活络汤加减治疗间质性肺炎，疗效较为满意。

【绝技妙法】

间质性肺炎发病原因颇多，本组病例以外感起病，且血常规均在正常范围，故系病毒感染所致。祖国医学虽无此病名，但从其临床所见，应属中医“咳嗽”范畴。本病的形成乃外感之邪侵犯肺系，深入肺络，致使肺失宣肃而成。故自拟宣肺活络汤治之。

【常用方药】

基本方：杏仁12g，肥桔梗10g，黄芩10g，炒牛蒡子10g，广陈皮6g，白前胡（各）10g，炙紫菀10g，蒸百部10g，紫丹参15g，川芎10g，生甘草3g。

随证加减：

痰黄黏稠者加生山栀、桑白皮、鱼腥草；干咳咽痒者加北沙参、大麦冬、玄参；反复感冒者加生黄芪、防风、炒白术；自汗频出者加生黄芪、麻黄根，瘪桃干；症状消失而肺部间质性炎症吸收缓慢者加桃仁、红花。上方水煎服，每日1剂，分2次温服，同时停用原用药物。30d为1个疗程。

“宣肺活络汤”中杏仁、桔梗、牛蒡子宣肺祛痰，利咽止咳；百部、紫菀理气止咳；白前、前胡、陈皮利气化痰；黄芩清肺；丹参、川芎活血通络，诸药相伍，共奏宣肺通络，化痰止咳之功。值得指出的是丹参、川芎活血行气，能促进肺部血液循环，加速肺部间质炎症吸收，有助于肺气的宣通、咳嗽的消失。特别是当临床症状消失而肺部间质炎症吸收仍不理想时，应当重用活血通络之品如桃仁、红花之类，加快间质炎症之吸收，缩短疾病康复之疗程。对于儿童及体虚患者，还应伍以补肺益气之品，以增强肺司呼吸和主一身之气的功能，提高机体抗病能力，防止病情之反复，亦有助于肺部间质炎症的吸收。

【验案赏析】

李某，女，58岁，退休工人。2000年4月7日初诊。

因感凉咳嗽5d来我院内科就诊。X线胸透检查提示：两下肺间质炎症。经用青霉素、丁胺卡那静滴，口服咳必清、止咳合剂等消炎抗菌止咳药物治疗2周效果不显，咳嗽反而加剧，遂转来我科治疗。诊见患者咳嗽较剧，咽痒且痛，痰白黏不易咯出。咳甚则胸膺牵痛。体检：37℃，咽红，两肺呼吸音粗糙。血常规正常，摄全胸片见两下肺间质炎症。证属外感咳嗽，由风邪犯肺，侵入肺络致使肺络壅滞，宣肃失司使然。拟以宣肺活络汤加减治之。药用：杏仁10g，黄芩10g，肥桔梗10g，炒牛蒡子10g，白前胡（各）10g，炙紫菀10g，蒸百部10g，广陈皮6g，紫丹参15g，川芎10g，炒瓜蒌皮12g，生甘草3g。每日1剂，患者服药5剂，咳嗽明显减轻，咯痰已爽，咽痛，胸痛消失。又服5剂，症状完全消失，胸透复查示：两下肺间质炎症明显吸收。原方加桃仁、红花，又服10剂，全胸片复查：两下肺间质炎症完全吸收，病情告愈。

百龙汤……治疗支原体肺炎

林 涛、丁泰永医师（辽宁省马三家劳动教养院医院，邮编：110145）以自拟百龙汤治疗支原体肺炎，疗效满意。

【绝技妙法】

支原体肺炎的突出表现是剧烈而频繁的咳嗽。一般在发病初期均有发热，在病程第3～4d出现程度不等的咳嗽，约2/3的病例逐渐出现类似百日咳样痉咳，其临床症状重而体征相对较轻。起病由于症状无特异性很易被误诊。现采取查血清支原体抗体的方法，敏感性，特异性均高，对本病的早期诊断具有很高的临床价值。

支原体仅对大环内酯类药物敏感，而临床对支原体感染多使用红霉素治疗。很多人对其胃肠道反应难以适应，而被迫停药，以至延误治疗，即便无胃肠道反应，但长期使用却易导致静脉炎、肝功能受损等，副反应很大。现虽有阿奇霉素等新产品，疗效好、副反应小，但因其价格昂贵，许多人又难以承受。

【常用方药】

自拟百龙汤药物组成：百部 30g，地龙 20g，车前子 15g，苏子、葶苈子（包煎）、黄芩、枳实各 10g，桔梗 5g，甘草 10g。每日 1 剂，水煎服，小儿酌减。

随证加减：

热重加石膏 30g，知母 20g；痰多黏稠加贝母、瓜蒌各 15g。

本方以地龙解痉平喘；百部、葶苈子、苏子、车前子润降肺气、化痰止咳；桔梗升肺气且化痰止咳；伍以黄芩清泄肺热；枳实理气除痞；甘草调和诸药。全方清肺热而除痰湿，祛风理气定痉咳，升降相伍，宣肃兼顾，正合本病病机。故治疗不仅缩短了病程，而且对症状的控制较为理想，未发现明显毒副反应。

加味桑白皮汤……治疗支原体肺炎

孙 雄、林庆辉医师（福建惠安县中医院，邮编：362100）采用加味桑白皮汤治疗支原体肺炎，屡验屡效。

【绝技妙法】

祖国医学认为，本病属“咳嗽”范畴，其病理机制系感受外邪，邪郁于肺，气道受阻，气机不利，津液不布，聚津生湿成痰蕴久化热，痰气互结，宣肃无权，肺气闭塞而成诸症。

治疗方法：

治则以清热宣肺，镇咳化痰为主，采用加味桑白皮汤治疗。

【常用方药】

方药组成：桑白皮 15g，半夏 4g，苏子 10g，杏仁 6g，浙贝母 4g，黄芩 6g，黄连 2g，栀子 6g，苇茎 20g，僵蚕 6g，瓜蒌 15g。加水煎服，每日 1 剂，7 ~ 10d 为 1 个疗程。

治疗结果：

全部病例经治疗 1 ~ 2 个疗程均达到临床治愈，其中退热时间平均为 4d，咳嗽消失时间平均 6d，肺部干湿啰音消失时间平均为 6d，咽部红肿消退时间平均为 5.5d，X 线检查肺部阴影消失时间平均为 8d。

加味桑白皮汤中桑白皮、黄芩、浙贝母清泄肺热化痰止咳；半夏、苏子、杏仁降逆化痰止咳；黄连、栀子泻火泄热；僵蚕解痉镇咳；苇茎祛痰；瓜蒌宽胸理气。全方共奏升降相伍，宣肃兼顾之功，从而缩短了疗程，且未发现明显的毒副作用，值得临床进一步探讨。

复方清肺汤……治疗肺炎

汪宗发、李 灿、康 静医师（解放军 42 中心医院，邮编：614100）应用自拟复方清肺汤治疗肺炎，疗效满意。

【绝技妙法】

本病相当于温热病中的“风温犯肺”、“肺热咳嗽”等外感咳嗽疾患，是由邪热内盛，痰热互结，肺失清肃，呼吸不畅；或痰热内扰，邪正相争，气机阻滞；或热伤津液，热伤肺络所导致热毒壅肺证。

设清热解毒，宣肺定喘为治则。

【常用方药】

自拟复方清肺汤药物组成：金银花、大青叶、鱼腥草、生石膏（先煎）、茜草根各30g，黄芩、赤芍各15g，板蓝根、白茅根各100g，麻黄、桃仁各6g，杏仁、川贝（冲）、郁金、生大黄、生甘草各10g。

煎服法：

水煎服，日服1剂，3次分服，连服10剂。服药期间忌生冷、辛辣和油腻过多食物。

自拟复方清肺汤中金银花、大青叶、黄芩、板蓝根、鱼腥草、生甘草等清热解毒之品以折肺炎之势；生石膏清热；麻黄、杏仁开宣肺气；川贝化肺中蕴阻之痰热；桃仁、郁金、赤芍活络止痛；白茅根、茜草根凉营止血；更用生大黄通腑泻热，可收釜底抽薪之效。全方共奏清热解毒，通腑泻热，宣开肺气，清热化痰，凉血止血，活络止痛之效。方药对证，故收显效。

【验案赏析】

罗某，男，28岁，1996年11月23日初诊。发热恶寒，咳嗽胸痛，吐铁锈色痰5d。患者5d前受凉而感觉全身不适，次日发热恶寒，咳嗽胸痛，吐黏稠痰。病后3d出现吐铁锈色痰，咳嗽气急，胸痛明显，且小便短赤，大便干燥等。去某医院检查，诊断为大叶性肺炎，治疗2d未见好转。望其面唇青紫，热性病容，气急烦躁，鼻翼煽动。舌质红，苔黄，脉滑数。右侧胸部呼吸运动减低，语音震颤增强，叩诊为浊音，闻及支气管呼吸音和湿性啰音。心脏正常，腹软，上腹压之不适，肝脾未扪及，余正常。胸部X线拍片显示右肺中部大片阴影。血象：WBC 17.6×10^9/L，N0.90，L0.10。诊断：大叶性肺炎。

证属热毒缠肺。

治宜清热解毒，宣肺定喘。方用自拟复方清肺汤：金银花、大青叶、鱼腥草、生石膏（先煎）、茜草根各30g，黄芩、赤芍各15g，白茅根；板蓝根各100g，麻黄、桃仁各6g，杏仁、川贝（冲）、郁金、生大黄、生甘草各10g。水煎服，日服1剂，3次分服，连服10剂，诸症已除，体征消失，胸部X线拍片肺部病变完全吸收，病告痊愈，未见复发。

加味犀角地黄汤……治疗病毒性肺炎

李春祥医师（黑龙江省牡丹江市爱民区李春祥中医诊所，邮编：157009）用加味犀角地黄汤治疗多例病毒感染的肺炎，均收到理想的效果。

【绝技妙法】

犀角地黄汤出自千金备急要方。由犀角、生地黄、芍药、牡丹皮组成，具有清热解毒，凉血散瘀之功效。

方中犀角（水牛角代替），退热消痰，凉心泻肝清胃，石膏清胃散热，解肌发汗，治肺胃三焦经实热，生地黄泻火平血逆、凉血、生血清瘀，牡丹皮和血生血凉血，安五脏通血脉利关膝，芍药敛阴养血，散瘀清热；元参滋阴降火，清热解毒；知母润肺宁心，滋肾益气，消痰止嗽；桔梗宣肺利气，止咳祛痰，清咽利膈；半夏化痰燥湿；麦冬润肺清心养胃生津；贝母润肺化痰，散结除热；胆星豁痰镇惊；梨汁清心润肺，利大小肠，止咳化痰。13味药组为1方，共奏清热、凉血、豁痰、醒神之功。

【验案赏析】

高某，女，55岁，1999年2月3日往诊，家人代诉，患糖尿病20余年，并有外伤性股骨头坏死。因呼吸道感染用抗生素治疗月余，系体温高烧不降，5d不进饮食，大便1周未动，且病情危重，邀中医诊治。患者神志萎靡，面白唇紫，呼之能应，声音低微，喉中痰鸣，咳喘痰黏，腹胀肢凉，手脚时而动，下肢微肿，舌苔黄绛而干，脉细数无力，体温39℃。

患者素体多病，阴津暗耗，内热炽盛，炼液为痰，痰蒙心窍，且内有瘀滞，湿热内阻，致清阳阻遏，浊阴不降，热伤血分，而成危重之症。应首清心开窍，宣肺化痰。

处方：水牛角25g，生地黄25g，白芍10g，丹皮10g，元参10g，麦冬15g，半夏10g，知母10g，大贝7.5g，桔梗7.5g，石膏20g，胆星5g，梨汁为引，水煎频服2剂。每日1剂。

服药次日，更衣2次，便下秽臭，咳喘减轻，神志转清，体温下降至37.5℃，舌苔黄绛腻退出舌尖，唇干转润且红，脉较前有力，特邀呼吸科叩诊，肺部啰音下移。原方基础上生地减为10g，加生晒参、白蔻仁、草果仁各10g。

2周后，体温恢复正常，黄绛舌苔完全消失，脉静神安，痰涎量少，胃纳渐增。叩诊双肺呼吸音清晰，痰涎涂片检查病毒消失，而痊愈。

仙方活命饮……治疗肺炎

朱英伟医师（石狮市医院，邮编：362700）通过多年的临床实践，把仙方活命饮用于内科肺炎的治疗，取得较好的疗效。

【绝技妙法】

仙方活命饮为中医外科常用方剂，用于治疗一切疮疡，号称外科主治疮疡之首方。《名医方论》称此方为疡门开手攻毒之第一方也。

【常用方药】

“仙方活命饮”药物组成：由银花、防风、白芷、当归、陈皮、山甲、皂角刺、乳香、没药、桔梗、贝母、甘草、花粉13味中药组成。主治疮疡肿毒初起，具有清热解毒，消肿排脓，活血止痛的功效。“仙方活命饮”可以治疗外科发生在皮肤、肌肉上的病变，红肿疼痛或者破溃成脓，也能治疗发生在脏腑上的炎症。朱英伟医师应用此方治疗肺炎。多年来，治疗大量病例，均取得较好的疗效。祖国医学认为人是一个整体。“有诸于内，必行诸于外”。内脏的病变和外表肌肤上的病变，它们的病理改变是一致的。将外科方剂“仙方活命饮”用于治疗内科肺炎，同样能取得满意的疗效。

治疗方法：

病例入院后，即给予中药治疗。

【常用方药】

“仙方活命饮”基本方如下：银花30g，山甲20g，防风10g，白芷12g，当归10g，陈皮10g，贝母10g，黄芩10g，皂角刺20g，天花粉15g，甘草5g，桑白皮12g，桔梗12g。

随证加减：

脓痰或带铁锈色痰者加鱼腥草30g，胸痛者加瓜蒌15g。

煎服方法：

水煎去渣兑后口服，渣再煎1次，每日1剂，7d为1个疗程，1个疗程后评定疗效。

【验案赏析】

蔡某，男，48岁，干部，住院号009258。咳嗽，发热，胸痛3d，体温40℃，口干咽燥，便干，尿黄，舌质红紫，苔黄腻，脉滑数。肺部听诊，右下肺可闻及湿性啰音，胸片示：右下肺炎。实验室痰检排除肺结核。方药：银花30g，山甲20g，防风10g，白芷12g，当归10g，陈皮10g，贝母10g，黄芩10g，皂角刺20g，天花粉15g，甘草5g，桑白皮12g，桔梗12g，瓜蒌15g，服药2剂后，体温降至38℃，胸痛、咳嗽减轻，再服3剂后，体温降至正常，咳嗽、胸痛缓解。再服5剂后，症状消失。胸片示：肺部炎症吸收，痊愈出院。

运用《温病条辨》方……治疗大叶性肺炎

韩云、许坚、林琳医师（广东省中医院，邮编：510120）运用《温病条辨》方治疗大叶性肺炎，疗效满意。

【绝技妙法】

(1) 邪郁肺卫

邪郁肺卫，证见发热、恶寒，口微渴，咳嗽少痰，头身疼痛，无汗或少汗，舌红苔白，脉象浮数。治法以辛凉解表，清热宣肺。方以银翘散加减。

辛凉平剂银翘散方：连翘1两，银花1两，苦桔梗6钱，薄荷6钱，竹叶4钱，生甘草5钱，芥穗4钱，淡豆豉5钱，牛蒡子6钱，上杵为散，每服6钱，鲜苇根汤煎，香气大出，即取服，勿过煎。

用银花、连翘为君药，有辛凉清热之效，又具芳香辟秽解毒之功。臣药有二是辛温的荆芥穗、豆豉，助君药开皮毛而逐邪，桔梗宣肺利咽，甘草清热解毒，竹叶清上焦热，芦根清热生津，皆是使药。

(2) 痰热壅肺

痰热壅肺，证见烦渴多饮，高热不退，呼吸急促，咳嗽频繁，咯痰黄稠，或带血丝，或见铁锈色痰，胸闷胸痛，舌质红苔黄，脉象滑数。治宜清热化痰，宣肺止咳。麻杏石甘汤加味。

麻杏甘石汤（麻黄 3 钱，杏仁 3 钱，甘草 2 钱，石膏 3 两）出自伤寒论原治太阴病，发汗未愈，风寒入里化热，“汗出而喘者”。方用麻黄为君，取其能宣肺而泄邪热，是“火郁发之”之义。但其性温，故配伍辛甘大寒之石膏为臣药，而且用量倍于麻黄，使宣肺而不助热，清肺而不留邪，肺气肃降有权，喘急可平，是相制为用。杏仁降肺气，麻黄、石膏清肺平喘。炙甘草益气和中，配石膏而生津止渴，更能调和于温寒宣降之间。四药相配，以达清泄肺热之功。

对肺热显著者，可重用石膏而酌减麻黄之量；咯吐腥臭脓痰者，加用芦根、冬瓜仁、桃仁以清热化痰，祛瘀排脓；热毒炽盛者，加蒲公英、银花、连翘、鱼腥草以增强清热解毒之功。若外寒已经化热或温邪上受，就用薄荷代麻黄并加连翘以轻透。如气分之热渐炽，热邪由气入血，就加栀子、郁金以清疏气血。张锡纯心识其误，倡言麻杏石甘汤为温病初得之主方。

(3) 热入营血

肺炎过程中，如证见高热持续，烦躁不安，神昏谵语，呼吸急促，痰中带血，舌质红绛，脉象细数，多见于重症肺炎。此证治宜清营、凉血、开窍。方选清宫汤送安宫牛黄丸。

清宫汤方（玄参心 3 钱，莲子心 5 分，竹叶卷心 2 钱，连翘心 2 钱，犀角尖 2 钱，连心麦冬 3 钱）其专清包络邪热，包络为心之宫城，故清心包之热谓之清宫。犀角清心热，玄参心、莲子心、连心麦冬清心滋液，竹叶卷心、连翘心清心泄热，合用以使心包邪热向外透达而解。安宫牛黄丸乃芳香化秽浊而利清窍，咸寒保肾水而安心体，苦寒通火腑而泻心用之方也。

(4) 正虚欲脱

当重症肺炎并发心力衰竭和周围循环衰竭者，则证见体温不升或高热突降，面色苍白，口唇紫绀，呼吸急促，虚烦不安，大汗淋漓，四肢厥逆，脉象微弱。治以益气救阴，回阳固脱。方选生脉散合参附汤。

生脉散（人参3钱，麦冬2钱，五味子1钱）酸甘化阴，守阴所以留阳，阳留，汗自止也。以人参为君，所以补肺中之气也。参附汤（人参1两，熟附子5钱），本方以人参大补元气，熟附子温壮真阳，二药合用大补大温，具有回阳益气固脱的功效。在重症肺炎中如见内闭外脱之证，固脱法是用以病情危急之际的一种应急措施，用药务必及时快速，并根据病情变化灵活掌握，适可而止，一旦阳回脱止即应根据具体证候辨证论治。

(5) 肺胃阴伤，余邪未净

此为肺炎后期，余邪不净，伏于阴分，又伤阴液，证见高热不解，低热不尽，大便不解，微烦、微渴，或夜热早凉，热退无汗，舌质红绛，脉象细数。治应清热养阴，或滋阴透邪。方择青蒿鳖甲汤合沙参麦冬汤化裁。

青蒿鳖甲汤（青蒿3钱，丹皮3钱，细生地4钱，鳖甲5钱，知母2钱），温病后期，阴虚邪伏。方用鳖甲滋阴退热，“入络搜邪”，青蒿芳香清热透络，引邪外出。生地甘凉滋阴，知母苦寒滋润与以鳖甲、青蒿相配，共具有养阴透邪之力。丹皮配青蒿，内清血中伏热，外透伏阴之邪。沙参麦冬汤（沙参3钱，玉竹2钱，生甘草1钱，冬桑叶1钱5分，麦冬3钱，生扁豆1钱5分，花粉1钱5分）以沙参、麦冬、花粉、玉竹滋养肺胃津液为主，扁豆、甘草以和养胃气，桑叶以清邪热。合之以共奏润肺止咳，泄热和胃之效。

升降散加味……治疗肺炎

刘建军、孙向党、李英琼医师(辽宁大石桥市中心医院,邮编:115100)用升降散加味治疗肺炎,取得满意疗效。

【绝技妙法】

肺炎常继发于呼吸道感染之后,对于细菌感染,可选有效的抗生素,而病毒感染日前尚无特效药物。临床观察表明,升降散具有良好的抗病毒抗菌及解热止咳平喘作用。

治疗方法:

在常规抗生素应用的基础上加中药汤剂口服。

【常用方药】

药物组成:炙麻黄、杏仁、生石膏、双花、连翘、蝉衣、僵蚕、黄芩、大黄、姜黄、甘草。

随证加减:

若体温 39.5℃以上者,生石膏可用至 50 ~ 70g。咽喉肿痛者,加桔梗、玄参、山豆根、射干。口干渴明显者,加玄参、天花粉、沙参。大便干燥或不通者,生大黄后下,加全瓜蒌 30g。疗程为 7 ~ 10d。

以上治疗取升降散之升清降浊,麻杏石甘汤之辛凉宣泄,双花、连翘相伍,仿银翘散之意,既有辛凉透邪清热之效,又具芳香辟秽解毒之功,黄芩清泄肺热,并有引药入肺之功。全方共奏清热解毒,辛凉宣泄,清肺平喘,升清降浊之功,是治疗肺炎的理想方药,对肺炎的总有效率达 95.2% 。

朱珀百咳散……治疗支原体肺炎

孙燕辉、李新河、顾茂民医师（新疆乌苏市中医医院，邮编：833000）采用朱珀百咳散治疗支原体肺炎，疗效显著。

【绝技妙法】

典型肺炎是以发热、咳嗽、气促鼻煽为主要症状的呼吸道常见病。由于小儿脏腑娇嫩、形气未充、易感外邪，故小儿患病率较高，与目前临床医学认为小儿由于免疫力低下是呼吸道疾病的易感人群相符。在中医理论中属“风温咳”、“肺炎喘嗽”的范畴。

【常用方药】

朱珀百咳散药物组成：朱砂、琥珀各10g，蜈蚣2～4条，新贝、百部、白前、姜半夏、浙贝各20g，天竺黄15g，沉香3g。

随证加减：

部分患儿有贫血、营养不良，可加用人参、当归；病程超过2个月，加全虫；咳嗽剧烈者，加用紫菀、冬花。若研为细末，5岁小儿每次2.5g，日3次，其他年龄可酌减（因含朱砂疗程均不超过半月），采用水煎给药，朱砂、沉香末、琥珀粉冲服。

朱珀百咳散加减镇痉止咳、燥湿化痰，方中半夏、百部、白前燥湿化痰止咳；天竺黄清热痰、镇静解痉；百部润肺止咳善治一切新久咳嗽，小儿顿咳尤擅长；白前善治肺间痰壅气道，既能肃肺又能宣肺、能开能升，甘平无偏，老幼虚实皆宜；百部、白前有良好镇静解痉作用；新贝润肺化痰较浙贝强，宜于肺燥咳嗽用之，而浙贝痰热郁结咳嗽宜用，该病即有痰热内结、有热、有燥，故二者合用，各取其长；琥珀、朱砂擅长镇静安神，合用善疗心神不宁，因痉咳、夜间较剧，不能安卧故用之；蜈蚣祛风镇痉解毒；沉香降逆顺气，畅达气机效果较佳。

【验案赏析】

陈某，女，5岁，于2002年3月5日初诊。母代述：于2001年10月发生感冒，流涕、低热、咳嗽，经西药抗炎抗病毒治疗，痉挛性咳嗽加剧，2个月前查出支原体抗体(++)，先后使用红霉素、先锋霉素静点，治疗半个月余无效，患儿夜不能寐，一夜阵咳5～6次，每次持续数分钟，咳时面红目赤，咳后喉间痰鸣，遂咳出少量粉沫痰，不思饮食，咳时呕甚，时涕泪皆出。诊舌质红、苔薄黄。查体可见：右肺呼吸音低，偶闻干鸣音。血象正常。胸片示：支气管炎。支原体抗体(++)，予朱珀百咳散加胆南星，予半月量。半个月后遂访，患父告之诸症皆消。

十、肺脓肿及肺结核

自拟“龙衣汤”……治疗肺脓肿

宋　敏、宋曼萍医师（哈尔滨市第四医院，邮编：150026）自拟“龙衣汤”以重剂量的地龙、蝉蜕为主治疗肺脓肿，收到一定疗效。

【绝技妙法】

中药治疗肺脓肿，早在《金匮要略》一书中已有明确记载，认为其主要病因为内热邪毒，热壅血瘀蕴结成痈，以致腐败而成脓。中药不仅能控制急性炎症，尤其对肺部病灶及脓性分泌物的排除，使空洞闭合，炎性浸润吸收以及机体因病变引起的一系列虚弱症状的消除，均有明显疗效。

治疗方法：

中药治疗首先按肺脓肿的不同阶段辨别虚实，根据病程，分期辨证施治，但在成痈期、溃脓期，重用地龙、蝉蜕。

【常用方药】

成痈期治则：清热解毒，化瘀散结，生津。

方药：地龙、苇茎、冬瓜仁、鱼腥草、瓜蒌各50g，蝉蜕、川贝母、桔梗各30g，桃仁25g，赤芍、知母各15g。

溃脓期治则：清热解毒，化瘀排脓。

方药：地龙、苇茎、红藤各 50g，蝉蜕、桔梗、桃仁、川贝母、冬瓜仁、黄芪各 30g，党参 25g。

以上各方每日 1 剂，每次 80 ~ 100mL，每日 2 次。如病情加重，每日 3 次；恢复期，热已消退，痰量减少，痰呈白黏液性，可益气养阴，化痰健脾，以巩固疗效。

治疗结果：

服“龙衣汤”后，患者 4 ~ 20d，体温降至正常，白细胞总数、中性粒细胞、核左移明显至正常，多数患者在 1 周左右。咳脓痰排净约在 10 ~ 30d，多数人在半个月左右。咳嗽、胸闷、胸痛一般在 1 个月内消失。

现代药理研究报道，地龙含有一种氮，具有明显的舒张支气管作用，并能拮抗组织胺及毛果芸香碱对支气管的收缩作用，单用地龙粉具有一定的解痉、平喘作用，可以使痰排出；蝉蜕有抗过敏、消炎消肿作用，所以地龙、蝉蜕合用一排一消，相得益彰。本方中苇茎、鱼腥草、红藤等中药有较广的抗菌作用，经现代药理分析研究，上述中药对金黄色葡萄球菌、志贺氏杆菌、痢疾杆菌、溶血性链球菌、肺炎双球菌、伤寒杆菌均有显著的抗菌作用。此外，对病毒和结核杆菌均有一定的抑制作用。所以“龙衣汤”加减治疗肺脓肿在临床中有较大的潜力，有待今后治疗中进一步研究、探讨。

银芩参茜桔甘汤……治疗肺脓肿（溃脓期）

周端求医师（湖南省湘乡市中医院，邮编：411400）应用银芩参茜桔甘汤治疗肺脓肿（溃脓期），疗效明显。

【绝技妙法】

肺脓肿是由肺部化脓性感染，肺组织炎性坏死而形成，临床表现为高热、咳嗽、胸痛、咯脓血痰。中医诊断为肺痈，多因风热外袭卫表，邪热壅肺，瘀热蓄结蕴蒸，血败肉腐而酿成痈脓。故泻火解毒、养阴益气、祛瘀排脓，为治疗肺痈之大法。自拟银芩参茜桔甘汤就是基于这一治则而立方的。

【常用方药】

方药组成：银花 60g，黄芩 30g，蒲公英 60g，党参 30g，玄参 30g，天花粉 10g，茜草 10g，桔梗 6g，甘草 10g。

随证加减：

高热口渴，脉实有力者，加生石膏、知母、栀子以增清火泄热之力；痰壅气急者，加桑白皮、葶苈子、海蛤壳、黄荆沥以泻肺祛痰；胸痛甚者加广郁金、丝瓜络以通络止痛；汗出少气者，方中银花、黄芩、蒲公英量减半，加黄芪以扶助正气；咳血者，加茅根、白及以凉血止血。

上药煎 2 次。共得药液 400mL 为 1 日量，分 2 次口服。15d 为 1 个疗程，一般服用 1 ~ 2 个疗程。服药期间，忌食酒酪、辛辣、肥甘、酸腐等食物，避免受凉。

方中用银花、黄芩、蒲公英之苦寒以清热解毒，大泄肺中燔灼之邪热；藉玄参、天花粉之甘（咸）寒，以养阴增液，资助肺津：投党参、甘草之甘平，以鼓午清阳，振兴肺气，增驱邪排脓，铲除病灶之力；以茜草之苦寒，通脉络，祛瘀腐，收“推陈出新”之功；以桔梗之苦辛，开提肺气，排脓消痈。熔苦泄、咸平、甘补、辛开等品于一炉，共奏泻火解毒、养阴益气、化瘀排脓之功。

【验案赏析】

彭某，男，42 岁。自诉持续畏寒发热。咳嗽 10d，继以胸闷疼痛，咳吐脓血痰，状若米粥，量多腥臭，痰壅气急，心烦懊侬，口渴引饮、纳谷不香。曾在当地医院以抗生素治疗无效，遂来求诊。检查：体温39.5℃，脉搏110次/min，呼吸27次/min，右肺叩诊呈浊音。听诊可闻及啰音，水泡音伴呼吸音减弱。白细胞14.2×10^9/L，中性80%。X线检查：右肺上中大片阴影，内中有3cm×2.5cm大小之透光区，并隐现一液平面。诊断为肺脓肿溃脓期，证属痰热壅滞、肺中蓄脓。治拟泻火解毒、养阴益气、蠲瘀排脓。用银芩参茜桔甘汤加生石膏90g，黄荆沥（兑服）30g，葶苈子（另包）20g，广郁金10g，甘草5g，日1剂。服5剂后，体温降至正常，肺部水泡音消失，它症亦衰其大半。再投上方去石膏、黄芩、葶苈子，加黄芪30g，麦芽10g，续服10剂后，X线示：右肺上中炎性阴影和透光区消失，复查血象正常，自觉症状基本消除。再予以上方剂随证略作增损10剂续服，1个月后来院复查，肺部正常，临床治愈。

消核散……治疗肺结核

李庆生（湖北省仙桃市皮肤病医院，邮编：433000）、李宝枝、杨英医师用自拟消核散治疗肺结核，疗效显著。

【绝技妙法】

肺结核是由结核杆菌而引起的一种传染病。临床上分为：原发型肺结核、血行播散型肺结核、浸润型肺结核、慢性纤维空洞型肺结核、结核性胸膜炎5个类型。属于中医“肺痨”范畴。多因患者素体虚弱，抗病力弱，外感“瘵虫”而致病。其病变部位主要在肺，但在发展过程中可以涉及脾、肾等脏。由于“瘵虫”伤肺，肺阴不足，肺失滋润，故出现干咳、咽燥等症；肺虚则耗夺肾中所藏之真阴，以致肺肾同病，阴虚火旺，出现潮热、心烦等症；热灼肺络，则痰中带血或咯血。如肺病及脾，以致肺脾同病，气阴两虚，则出现气短、乏力、食少、便溏等症。故治以滋阴润肺益气、清肺泻火杀虫。

【常用方药】

消核散：由生地、白芍、山药、沙参、川贝母、甘草、大力子、葶苈子、百部、法半夏、陈皮、丹参等20多味中药组成。共研成细粉装袋。服法：3次/d，每次8g，饭前用温开水送服。1个月为1个疗程，一般治疗2～3个疗程。

治疗结果：

治愈（症状完全消失，X线胸片检查病灶吸收或钙化者）35例；好转（症状、体征明显好转者）13例；无效（症状、体征、X线胸片检查无改善者）2例。总有效率为96%。

消核散方中生地、白芍、山药、沙参、川贝母、甘草滋阴润肺益气；大力子、葶苈子、百部泻火杀虫，再配合丹参、陈皮活血化瘀，理气止痛。诸药配伍扶正祛邪，抗痨杀虫，有利于肺结核患者的康复。

【验案赏析】

肖某，女，30岁。患浸润型肺结核3年。现胸痛、胸闷、咳嗽、消瘦、乏力、咯血。经X线胸片检查，已转为慢性纤维空洞型肺结核。遂用上方法治疗。1个疗程后，拍片复查：空洞闭合，病灶吸收。继服1个疗程告愈。随访2年未复发。

自拟蛤白百部散……治疗肺结核

陈鸿根医师（浙江省临安市颊口镇卫生院，邮编：210029）采用自拟蛤白百部散治疗肺结核，疗效显著。

【绝技妙法】

肺结核属于祖国医学中的“痨瘵”范围，治多从“虚劳”中求之。

治疗方法：

取蛤蚧1对，白及、百部、紫河车、紫丹参、猫爪草、川贝母各150g，将上述药物先行烘干，然后研末，每日1次，每次10g，睡前吞服。

方中百部润肺止咳为治肺病之主药，能清肺中虚热；白及疗肺损而有止血之功；丹参活血化瘀，取祛瘀生新之义；川贝母清金化痰而止嗽；猫爪草解毒散结；蛤蚧、紫河车为血肉甘润之品，填精补阴。合之，本方既有滋阴润肺之功，又有止咳止血之效。是法宗古人养阴则津生、火清则肺安之意，肺金得润、得敛，而顽疾自愈。

【验案赏析】

陈某，男性，59岁。

该患者经西医诊为：左上浸润型肺结核。曾在当时县级肺结核疗养院治疗2年，嗣后在省、市医院用抗痨药物治疗，仍咳红时发时止，消瘦、纳差、五心烦热、盗汗，舌面干燥少苔，脉细数。于初诊嘱服蛤白百部散如法，1个月后咳嗽稍减、血止、胃纳转旺，连服半年，来院复查X线片示：病灶稳定、痰菌阴性，随服1年，临床症状基本消失。X线摄片示：病灶完全吸收。能参加轻体力劳动，随访5年未复发。

贵州草药组方天玉散……治疗浸润型肺结核

郭韦韦、熊文美医师（贵州省黔东南州中医院，邮编：556000）应用贵州民间草药组方天玉散治疗浸润型肺结核，疗效满意。

【常用方药】

天玉散药物组成：天泡果 40g，玉竹 20g，岩豇豆 20g，岩蜈蚣 10g，水煎服，每日 1 剂，5 次 /d。疗程 1.5 ~ 3 个月，疗程视病情而定，一般 1 个半月即可复查胸片，若胸片示肺浸润病灶完全吸收，则可再服药 1 周以巩固治疗；若肺部病灶未见吸收或不全吸收则坚持服药至 3 个月，3 个月未愈者可改服其他药。

贵州草药组方天玉散中，天泡果（又名酸浆、红姑娘）性凉、味苦，入药用全草，功效：清热解毒、除湿利尿、止咳，民间有用此单味药煎水服治痨伤咳嗽；玉竹（又名黄脚鸡）性平味甘，入药用根，功效：养阴润肺、生津止渴，现代研究有抗结核作用；岩豇豆（又名吊石苣苔、岩泽兰）性平，味辛微甘，入药用全草，功效：驱风、止咳、生肌、止血、补虚、软坚，民间用此治痨伤吐血咳嗽；岩蜈蚣（又名爬山猴、野海棠）性温、味涩微酸，入药用根茎，功效：祛瘀活血、消肿杀虫。

上述 4 药合用具有滋阴润肺、解毒抗杀痨虫之用，治疗结果显示：服用天玉散既能辅助西药治疗，缩短西药治疗周期，从而减少因服西药时间长而造成肝肾损伤的发生，又能在结核病患者对西药产生耐药性后进行有效的治疗。以上草药贵州省各地均产，值得推广运用。

【验案赏析】

石某，女，51 岁，1990 年 4 月初诊。因咳嗽、低热 2 周来诊，症见：咳嗽，咯白痰，胸痛，午后低热（体温 38℃左右），盗汗，手足心热，乏力，舌红苔白，脉滑数，X 胸片示：右上肺浸润型肺结核（进展期），血沉 60mm/h，结核菌素试验 19mm×21mm，痰液涂菌（+），曾在某医院诊断为：肺结核，予利福平、异烟肼、乙胺丁醇、维生素等治疗，患者服药 8d，症状无改变，自行停药后来我处就诊。

遂予天玉散内服，每日 1 剂，5 次 /d，100mL/ 次，服药 7 剂后，患者低热盗汗好转，咳嗽、胸痛减轻，继服药至 37 剂后上述症状消失，复查胸片示：右上肺病灶完全吸收钙化，血沉 16mm/h，痰液涂菌（-），为巩固治疗再服 7 剂，临床痊愈。追踪 6 年未见复发。

以“抗痨散”为主……辨证治疗肺结核

李东岱、李东波、李守信等医师（山西运城市结核病医院，邮编：044000）应用中药辨证论治肺结核，取得理想疗效。

【绝技妙法】

抗痨散组方原则，取蜈蚣、百部、白及抗痨杀虫；黄芪、冬虫夏草、紫河车以补其本；并用活血化瘀类药物丹参调整全身经络，促进肺部微循环；伍以百合、元参、川贝母等滋阴润肺散结类药物，促使局部病灶吸收钙化及肺功能恢复。如此综合治疗的方法充分体现了中医学的整体观。

肺结核类型多，临床表现复杂。笔者以抗痨散为主，配合汤剂随证加减，这种标本兼治的疗法符合结核病发病规律。抗痨散配伍及功能以黄芪、冬虫夏草、紫河车经对照观察，抗痨散治疗组疗效高于标准复治化疗方案对照组，表明该药对化疗耐药患者尤为适用。经对照观察，抗痨散与化疗药物合用对照组疗效更佳。不言而喻，抗痨散配合化疗，发挥中西药两种优势，进一步提高了疗效。

【常用方药】

抗痨散配制及服法：取黄芪 1500g，冬虫夏草 200g，蜈蚣 300g，百部 1500g，白及 1500g，牡蛎（打碎，先煎）3000g，玄参 1000g，百合 1000g，川贝母（打碎）500g，龟版（打碎，先煎）1500g，丹参 1500g，五味子 500g。水煎 3 次，将药液合并、过滤、浓缩、烘干、碾细，加入紫河车（粉剂）300g，混匀，消毒，装入空心胶囊内（每粒含药量 0.5g），密封保存。成人每服 2g，每天 2 次，饭后约 1 小时温开水送服。

儿童 5 岁以下每服 0.5g，6 ～ 10 岁每服 1g，10 ～ 15 岁每服 1.5g。

患者以抗痨散为主，配合煎剂内服。肺阴虚者兼用养阴清肺汤，阴虚火旺者兼用百合固金汤合秦艽鳖甲散，肺气虚者兼用补肺汤，气阴两虚者兼用人参养荣汤，气血两虚者兼用八珍汤，阴阳两虚者兼用补天大造丸（汤），肺脾两虚者兼用六君子汤，脾肾阳虚者兼用拯阳理劳汤，肺肾阴虚者兼用沙参麦冬汤。疗程 2 个月。

抗痨散中河车为君，补虚扶正；以蜈蚣、百部、白及为臣，抗痨杀虫；以牡蛎、玄参、百合、川贝母、龟版为佐，滋阴潜阳，软坚散结；以丹参为使，活血化瘀。诸药合用，共奏扶正杀虫，滋阴润肺之疗效。考虑到久经化疗而顽固不愈的患者肝功能多有不同程度受损，故本方参合五味子，以促进肝功能的恢复。

当归六黄桑叶汤……治疗肺结核盗汗

邓红霞医师，主要从事结核病的中西医结合临床工作及研究（湖南长沙市中心医院，邮编：410007），对当归六黄桑叶汤治疗肺结核盗汗进行了临床观察，取得了较好的临床疗效。

【绝技妙法】

中医学认为肺痨多属阴虚，故有“痨瘵主乎阴虚”之说，多表现为咳嗽、咯血、潮热、盗汗，其盗汗亦多属阴虚火旺证。《医宗金鉴・删补名医方论》中说：“惟阴虚有火之人，寐则卫气行阴，阴虚不能济阳，阳火因盛而争于阴，故阴液失守外走而汗出；寤则卫气复行出于表，阴得以静，故汗止矣。”故中医多从滋阴泻火，固表止汗来治疗。

治疗方法：

采用常规西药抗痨护肝，同时服当归六黄桑叶汤。

【常用方药】

药物组成：当归 10g，黄芩 10g，黄连 3g，黄柏 10g，黄芪 30g，生地 10g，熟地 10g，桑叶 30g。每日 1 剂，分 2 次服。

现代医学研究表明：肺结核引起的盗汗是由于结核菌的毒素及其代谢产物刺激中枢神经系统，导致自主神经系统功能紊乱的结果。文献报道有 50% 左右结核患者出现盗汗。目前，西药治疗盗汗没有专门药物，一般采用抗结核治疗，使其随着肺结核的好转而自然消失。本研究针对肺结核盗汗的病因病机，确立滋阴清热敛汗为治疗原则，通过多年临床实践，用当归六黄汤加桑叶治疗肺结核盗汗疗效显著。

当归六黄桑叶汤是由《兰室秘藏》中的当归六黄汤加桑叶组成。当归六黄汤为治疗阴虚火旺之盗汗而设。方中当归、生地黄、熟地黄滋阴养血，壮水之主，以制阳光；黄连、黄芩、黄柏清热泻火坚阴；黄芪益气固表。桑叶性寒、质轻入肺，故能疏散肺热。其配伍特点：一是养阴泻火治本，使阴复而水能制火，热清则阴精无耗；二是滋阴泻火为本，益气固表为标，以使营阴内守，卫外固密；三是加桑叶清肺肝之热，使肺卫致密，肝疏泄复常而盗汗自止。

养阴益肺汤配合短程化疗……治疗活动性肺结核

孙 艳医师（中南大学湘雅公共卫生学院，邮编：410078）采用养阴益肺汤配合短程化疗治疗活动性肺结核，疗效满意。

【绝技妙法】

肺结核是具有传染性的慢性虚弱疾患，由于劳损在肺，故称为肺痨。在病理性质方面，本病基本上以阴虚为主，并可导致气阴两虚。因肺为喜润恶燥之脏，肺体受病，阴分先伤，故见阴虚肺燥之候，表现为“阴虚者，十常八九；阳虚者，十之一二”。养阴益肺汤具有滋阴润肺、健脾益气的作用，通过滋养肺阴，补脾助肺，以助生化之源。

首先应用 2HERZ/7HER 化疗方案，即 2 个月雷米封 (H)、乙胺丁醇 (E)、利福平 (R)、比嗪酰胺 (Z) 强化期 /7 个月雷米封、乙胺丁醇、利福平巩固期。剂量为 H0.3/d、E0.75/d、R0.45/d、Z1.5/d，其中 H、E、R 为晨起饭前服，每天分 3 次口服。

【常用方药】

在以上治疗的基础上加用养阴益肺汤治疗。

药物组成：黄精 20g，百部 20g，百合 10g，白及 10g，丝瓜络 10g，白芥子 10g，知母 10g，白前 10g。每日 1 剂，加水适量煎汁，分 2 次服用。

养阴益肺汤中黄精具有补气养阴、健脾、润肺、益肾功效；百部润肺止咳，为治肺病之主药，能清肺中虚热；百合具有明显的镇咳、平喘、止血等作用；白及疗肺损而有止血之功。现代药理研究表明，黄精有抗衰老、降血糖、降血脂、抗肿瘤、抗病毒等作用；百部含百部碱，能抑制咳嗽反射而镇咳，并对肺炎双球菌和肺炎杆菌有抗菌和抑菌作用；百合能提高淋巴细胞转化率，增加体液免疫功能的活性，并可以抑制肿瘤的生长。

活动性肺结核多伴有高黏滞血症和血管内膜炎，养阴益肺汤可通过扩血管、改善微循环而疏通结核性血管内膜炎引起的微血管栓塞，增加病灶区血流量及药物浓度，加速病灶吸收。同时该方可调节小肠功能，提高对食物营养成分的吸收，以此提高抗病能力，达到治愈本病的目的。

当归六黄汤……治疗肺结核盗汗症

张天桥医师（山东省临沂市兰山区第三人民医院，邮编：276004）《兰室秘藏》中的当归六黄汤是中医治疗阴虚火旺型盗汗症的首选方，因此我们采用该方治疗肺结核盗汗患者，效果良好。

【绝技妙法】

肺结核之盗汗是由于正气虚弱，感染痨虫，痨虫蚀肺，阴液亏损，虚火内炽，迫热外泄所致，故治以滋阴降火，固表止汗法。

当归六黄汤中当归补血，生地黄、熟地黄滋阴，令阴液得养，壮水之主以制阳光；用黄芪泻上焦之火，黄连泻中焦之火，黄柏泻下焦之火，令三火平熄。又在诸寒药中加黄芪，盖阳争于阴，汗出营虚，则卫亦随之而虚，故倍以黄芪者，一以充已虚之表，二以固未定之阴，更配糯稻根以滋阴敛汗，从而达到阴液内守而汗止的目的。

临床观察显示：

当归六黄汤确实是治疗肺结核盗汗症的有效方药，具有用药简单、安全、毒副反应小等优点，值得推广应用。

治疗方法：

常规抗痨治疗 (2SHRXZ/4HR) 并加服中药当归六黄汤。

【常用方药】

药物组成：当归、生地黄、熟地黄各 20g，黄芩、黄柏、黄连各 15g，黄芪、糯稻根各 30g。每天 1 剂，水煎服。3d 为 1 个疗程，治疗时间最长 14d，最短 3d。

【验案赏析】

周某，女，22 岁，2001 年 4 月 14 日初诊。

因反复咳嗽、潮热、盗汗 10d 入院。诊断：肺结核予 2SHRXZ/4HR 抗痨治疗。因病者睡眠中头、颈、背部出汗，汗出而醒症状明显。于 4 月 18 日请中医会诊。诊见：睡眠中汗出，咳嗽，少痰，口干，午后潮热，舌淡红、苔少，脉细数。中医诊断：①肺痨；②盗汗。证属阴虚火旺。

治以滋阴降火，固表止汗。处方：当归 12g，生地黄、熟地黄各 20g，黄芩、黄柏、黄连各 15g，黄芪、糯稻根各 30g，3 剂，每天 1 剂，水煎服。二诊：盗汗症状减轻，已无潮热，舌淡红、苔少，脉细。效不更方，再服 3 剂。三诊：盗汗症状消失，舌淡红、苔薄白，脉细。继续守方服 3 剂以巩固疗效。追踪观察 1 个月，未再出现盗汗。

扶正抗痨汤为主……治疗复治型肺结核

崔春荣医师（河南省长垣县中医院，邮编：453400）采用扶正抗痨汤为主治疗复治型肺结核，疗效明显。

【绝技妙法】

肺痨是由体质虚弱、感染痨虫所致的慢性虚弱性疾患。治疗多遵《医学正传・劳极》所列治则："一则杀其虫以绝其根本，一则补其虚，以复其真元。"

治疗方法：

扶正抗痨汤口服。

【常用方药】

方药组成：沙参 12～15g，麦冬 12～15g，五味子 6～9g，白术 12～15g，茯苓 12～18g，陈皮 9～12g，百部 10～12g，白及 10～12g，黄芪 12～15g，生地黄 10～12g，熟地黄 10～12g，甘草 6～9g。

随证加减：

咳嗽吐痰甚者加川贝母、桔梗、杏仁；盗汗甚者加生白芍、生龙骨、生牡蛎、知母；食欲欠佳者加焦山楂、焦麦芽、焦神曲、炒扁豆、百合；气虚乏力者去沙参、五味子，加太子参、山药，重用黄芪；伴有腹胀者加川厚朴、枳壳；合并有胸腔积液者加葶苈子、大枣、生山药、太子参，去五味子、麦冬；咳喘明显者加白果、熟地黄，重用沙参。日 1 剂，分 2 次服，每周间歇 2d。

异烟肼 300mg，每日晨起空腹顿服，利福平 450mg，每日晨起空腹顿服，每周间歇 2d。2 周复查 1 次肝功能，所有观察病例均以 3 个月为 1 个疗程，疗程结束后观察评定疗效。

扶正抗痨汤中沙参、麦冬、生地黄、熟地黄滋阴润肺生津；黄芪、白术、茯苓、甘草补肺益脾，培土生金；五味子敛肺滋肾，敛汗生津，纳气；陈皮理气健脾化痰；百部、白及补肺止血，抗痨杀虫。现代药理学研究证实，黄芪能增强和调节机体免疫功能，提高机体抗病能力，维持机体内环境的平衡，与利福平等抗痨药合用，能明显增加利福平的疗效；五味子、茯苓、白术既能明显增强细胞免疫功能，又能提高体液免疫功能；百部、白及均具有明显抗痨杀菌作用。

养阴抗痨汤……治疗肺结核

曾海莲医师（新化县中医院，邮编：417600）运用养阴抗痨汤治疗肺结核，疗效明显。

【绝技妙法】

肺结核属中医“肺痨”范畴。病位在肺，久则可及脾肾。《医学正传》指出本病治疗以“杀虫”与“补虚”为原则。养阴抗痨汤中黄精、青蒿、白及、百部杀虫抗痨；麦冬、玄参、九龙草滋养肺阴，以固正气；地骨皮、夏枯草泻郁热，清肺火；甘草调和诸药。全方共奏养阴抗痨之功。

【常用方药】

自拟养阴抗痨汤药物组成：黄精 20g，青蒿 20g，白及 20g，百部 10g，夏枯草 10g，九龙草 10g，玄参 10g，麦冬 10g，地骨皮 10g。

随证加减：

咳甚加贝母 10g；痰血加茅根 20g，生地 20g；胸痛加香附 10g；头昏耳鸣加天麻 10g，防风 10g；肝功能损害加茵陈 10g，田基黄 10g，板蓝根 10g；蛋白尿加黄芪 10g，牛蒡子 10g；面浮肿加党参 10g，茯苓 15g；胃肠道反应明显，恶心呕吐者加法夏 6g；合并妊娠加菟丝子 10g。每日 1 剂，水煎 3 次分服。

【验案赏析】

郑某，男，30岁，教师。咳嗽、潮热盗汗5个月。患者5个月前因咳嗽痰血，潮热盗汗，经某中心医院检查诊断为两肺结核并空洞，用雷米封、利福平、乙胺丁醇等抗痨药治疗3个月，痰血消失，但咳嗽、潮热、盗汗等症状未见减轻，胸片复查病灶未见吸收缩小，痰菌涂片阳性，且时有肝区疼痛，纳差、乏力，面部及双下肢轻度浮肿，查肝功能转氨酶97U，尿蛋白(++)，镜检RBC 0～4，血沉降率68mm/h，立即停用所有抗痨西药，于1999年12月3日来我院治疗。诊见咳嗽胸痛，潮热盗汗，消瘦，纳差乏力，面浮肢肿，肝区隐痛，舌红，苔薄黄，脉细数。证属阴虚内热。治宜养阴润肺，抗痨杀虫。

自拟养阴抗痨汤加味：黄精20g，青蒿10g，白及20g，百部10g，地骨皮10g，九龙草10g，夏枯草10g，玄参10g，麦冬10g，贝母10g，香附10g。服10剂，咳嗽减轻，胸痛消失，原方去香附10g，继服20剂，咳嗽消失，但仍潮热盗汗，面浮肢肿，纳差乏力，于原方中加党参10g，黄芪10g，茯苓10g，连服3个月，诸症消失，体重增加，各项化验检查均正常，胸片前后对比病灶全部吸收，空洞消失，继以养阴抗痨汤再服3个月，以固疗效，追访1年未见复发。

滋阴活血汤……治疗肺结核盗汗症

周培文医师（福建南平市结核病防治所，邮编：353000）采用自拟滋阴活血汤治疗肺结核盗汗症，获得满意疗效。

【绝技妙法】

肺结核的盗汗是由于正气虚弱，感受痨虫，病久气阴暗耗，气阴两虚；气虚血行不畅，瘀久伤阴，阴虚生热，虚火内炽，迫热外泄所致。故治以滋阴降火，活血固表。

【常用方药】

基本方药：生地黄、熟地黄、太子参，百合、黄芪各20g，丹参、地龙干各15g，当归、黄芩、黄连、黄柏、白及各10g，浮小麦30g。

每日1剂，水煎早、晚分服。4d为1个疗程。治疗时间最长15d，最短时间4d。

治疗组：按卫生部项目治疗方案（2HRZE/4HR）加服滋阴活血汤治疗。

调服与禁忌：

治疗期间忌食辛辣刺激之品，严禁吸烟饮酒，避风寒，防感冒。

治疗结果：

显示该治疗方法的可行性，并具有用药简单、疗程短、无毒副反应等优点。

滋阴活血汤中生地黄、熟地黄、太子参、百合滋阴养津，资生津血；当归、丹参、白及、地龙散瘀通络，祛瘀生新；黄芩、黄连、黄柏泻三焦之火；黄芪固表止汗，一充已虚之表，二固未定之虚，再配浮小麦以滋阴敛汗而达阴守汗止的目的。诸药配伍，相得益彰，共奏滋阴降火，活血固表之功。

【验案赏析】

刘某，男，28岁，农民。主因咳嗽，咳痰，盗汗，潮热近1周，症状加重尤为夜间盗汗明显，到我所诊治。查体：T:38.9℃，P:90次/min，R:21次/min，BP:16/10kPa，两肺底可闻及小水泡音，心、肝、脾(-)。胸片提示右上中肺、左上肺可见斑片状、索条状阴影，边界不清，密度不均匀，右中肺可见3cm×3cm大小透亮区，痰涂片(+)。治疗予2HRZE/4HR，抗痨治疗外加滋阴活血汤,4剂,每日1剂,水煎服。4剂后诸症减轻,守原方再服4剂,无潮热、盗汗。追踪随访6个月,未再出现盗汗。

中医辨证……治疗肺结核发热

周桂香、赵湘甫(山西省太原市结核病医院,邮编:030053)、牛晋蓉医师采用中医对肺结核发热的辨证治疗,疗效明显。

【绝技妙法】

中医认为肺结核初期以阴虚为主,继则可出现气虚、血虚及阴阳俱虚的错综复杂情况。病邪虽然在肺,病机可涉及五脏六腑。因此,在治疗肺结核发热时也应详细辨证,不能一概以滋阴之法治之。肺结核发热所以出现不同类型的表现是由于病情发展于不同阶段，涉及不同脏腑的结果，以及患者体质之差异。周桂香、赵湘甫等医师通过对肺结核发热的详细辨证施治,取得了较为满意的疗效。

【常用方药】

(1)阴虚发热型

临床表现:

潮热,盗汗,颧红,咳嗽,痰中带血,胸闷,舌质红,脉细数等。

治则:

滋阴退虚热、润肺止咳止血等。

常用方剂:清骨散、青蒿鳖甲散、百合固金丸、秦艽鳖甲散等加减。

(2)阴虚火旺型

临床表现：

颧红，五心烦热，盗汗，咳嗽，咯血，头晕目眩，失眠梦多，胸胁掣痛，男子遗精，女子月事不调，舌质红绛而干，脉细数等。

治则：

滋阴、泻火、润肺、止血等。

常用方剂：清骨散合龙胆泻肝丸、青蒿鳖甲散合泻青丸、百合固金汤合黄连解毒汤等加减。

(3) 气阴两虚型

临床表现：

咳嗽，痰多清稀，乏力，午后潮热，热则虚汗自出，消瘦纳差，面色无华，精神不振，苔白厚，脉细弱而沉。

治则：

补气健中、养阴润肺等。

常用方剂：补中益气汤、十全育真汤、保真汤等加减。

(4) 阴阳俱虚型

临床表现：

潮热，自汗，畏寒肢冷，咳嗽，喘促，痰液清稀，面色晦暗，面浮肢肿，心慌唇紫，消瘦肉脱，纳食极差，男子遗精、阳痿，女子经少、闭经，舌质淡舌体胖，边有齿痕，脉沉微细弱而数，按之虚而无力。

治则：

补气健脾，滋阴补阳等。

常用方剂：补天大造丸、保元汤合五苓散、炙甘草汤合生脉散等加减。

十一、肺气肿及肺心病

子母丸合咳喘散系列方……治疗慢性支气管炎肺气肿

刘亚波医师(河北省徐水县广贤堂门诊，邮编：072550)用自拟子母丸合咳喘散系列方治疗中老年慢性支气管炎肺气肿，取得了满意疗效。

【绝技妙法】

慢性支气管肺气肿属中医学喘证范畴。咳喘为肺脏常见病症，病机为气机升降出纳失常，病位在肺、肾、脾三脏。辨证首辨虚实，多与外感风邪有关，内有宿痰，病久虚实夹杂，故治痰是关键。

【常用方药】

1. 药物

(1) 子母丸

药物组成：苏子、白芥子、莱菔子各3份，半夏1份，川贝母2份。共研细末装0号胶囊，每粒含生药0.5g，每次2~4粒，每日3次口服。

(2) 咳喘散Ⅰ号

药物组成：干姜、细辛、五味子、杏仁各3份，麻黄、桂枝、白前、甘草各2份，川厚朴、紫菀、橘红各1份。上药共为细末，每次5g，每日3次冲服。

(3) 咳喘散Ⅱ号

药物组成：桑白皮、黄芩、黄连、栀子、金银花各3份，鱼腥草、芦根、杏仁各2份，海蛤粉、知母、川厚朴、瓜蒌各1份。上药共为细末，每次5g，每日3次冲服。

(4) 咳喘散Ⅲ号

药物组成：人参、黄芪、白术、防风各3份，五味子、款冬花、炙甘草、白果各2份，肉桂、川厚朴各1份。上药共为细末，每次5g，每日3次冲服。

2. 用法

辨证首先分虚实。实者分寒热，寒者服用子母丸合咳喘Ⅰ号，热者服用子母丸合咳喘Ⅱ号；虚者服用子母丸合咳喘Ⅲ号；虚实夹杂者，分清主次，权衡标本，适当选用咳喘散Ⅰ、Ⅱ、Ⅲ号合子母丸。均20d为1个疗程。

子母丸化痰降气平喘，方中苏子、白芥子、川贝母、半夏、莱菔子降气化痰平喘。

咳喘散Ⅰ号方中干姜、细辛温肺化饮，辛散风寒；五味子温敛肺气以止咳，配麻黄、桂枝发汗解表，宣肺平喘；杏仁止咳；白前、厚朴、紫菀、橘红温化寒痰，宣肺理气；甘草调和诸药。诸药共为温化寒痰，宣肺平喘，适用于寒性喘证。

咳喘散Ⅱ号方中桑白皮、黄芩、黄连、栀子、金银花清泻肺热，化痰解毒；鱼腥草、芦根清热化痰；海蛤粉化黏痰；知母清热；杏仁止咳；川厚朴、瓜蒌理气宽胸。诸药共为清热泻肺，化痰止咳，适用于热性喘证。

咳喘散Ⅲ号方中人参、黄芪、白术、防风益气固表止汗为主药；五味子敛气止咳；款冬花、白果化痰；川厚朴理气化痰；肉桂温肾；炙甘草调脾和胃以助温肾益气。诸药共为益气、固表、止汗、温肾、调脾、平喘。一般来说，实喘由于邪气壅阻，祛邪利气则愈，故治疗较易，虚喘为气衰失其摄纳，根本不固，单纯补之易感邪复发，闭门留寇，易致喘脱，故多难治。如有喘脱危症者，需西医救治。

止咳平喘汤……治疗慢性阻塞性肺气肿

翁 惠（主要从事呼吸系疾病的研究）、曾丽绚医师（广西中医学院第一附属医院，南宁，邮编：530023）运用止咳平喘汤加味治疗慢性阻塞性肺气肿。

【绝技妙法】

慢性阻塞性肺气肿属中医学肺胀范畴。其发生与外邪侵袭、痰浊壅盛、肺肾虚弱等因素有关。久病肺虚，卫外不固，易致外邪入侵，故疾病缠绵难愈。而病久痰瘀内结，也是外邪入侵的重要因素。

治疗方法：

予止咳平喘汤加味治疗。

【常用方药】

药物组成：干姜 9g，细辛 3g，五味子 3g，茯苓 12g，甘草 6g，紫苏 9g，半夏 9g，前胡 9g，肉桂 6g，当归 6g，地龙 15g。

寒痰合三子养亲汤；热痰合桑白皮汤；肾阴虚合六味地黄汤；肾阳虚加补骨脂、肉苁蓉；老年患者加麦门冬、沙参等；有瘀象可适当加活血祛瘀药，如桃仁、丹参等。每日 1 剂，水煎 2 次取汁至 300～500mL，早、晚分服。

止咳平喘汤以苓甘五味姜辛汤温肺化痰，健脾渗湿，一化既聚之痰，一杜生痰之源；五味子敛肺气而止咳平喘，与细辛一散一收，散不伤正，收不留邪；茯苓健脾化湿，以固后天之本；甘草和中调和诸药；再合苏子降气汤祛痰止咳，降气平喘，治在上之痰实为主，补肾纳气治下虚为辅。其中苏子降气祛痰，止咳平喘，半夏、前胡祛痰止咳平喘，3药共治上实之痰；肉桂温肾祛寒，纳气平喘；当归养血活血通络，以化内结之痰瘀，同肉桂以温补下虚，又能治咳逆上气。方中同时加用地龙以化内结之顽痰旧瘀，且味咸入肾，以纳气平喘。本方兼顾慢性阻塞性肺气肿虚实夹杂，寒热互结的特点，剂量不必偏大，大剂量则易化燥伤阴，耗伤正气。小剂量坚持服用，正气渐复，邪气渐除，效果就能渐渐显现。

【验案赏析】

隋某，男，72岁。2001年11月13日初诊。自述40余年前，因条件艰苦，常夜宿湿冷之地，因受寒经常咳嗽，5年来病情明显加重，出现气喘，且发作频繁，天气转冷即发，症状逐渐加重。此次因气候转冷而发，气喘，张口抬肩，只能半坐卧位，动则更喘，痰多而深藏，痰白质稀量多，呈泡沫状，两肺满布湿性啰音，舌质红，苔白微黄厚而干，脉寸弱而尺尚有力。西医诊断为慢性阻塞性肺气肿。中医诊为肺胀，证属寒痰阻肺，肺肾气虚，病性为虚实夹杂，寒热互结。予上方治疗20d后咳嗽气喘明显减轻，痰量、两肺啰音明显减少，可以下床走动。嘱接受日光照射以增强免疫，促进康复。

全真一气汤……治疗慢性阻塞性肺气肿

张志敏医师（广州医学院第一附属医院，邮编：510120）根据本病的病机特点，采用具有肺、脾、肾同补之功的全真一气汤治疗慢性阻塞性肺气肿，取得满意疗效。

【绝技妙法】

慢性阻塞性肺气肿属中医学“痰饮”、“喘证”、“肺胀”、“水肿”

等范畴。多由于素体肺、脾、肾虚弱，痰饮内生，储肺作咳，而见气促、纳少、肢体倦怠、小便不利、水肿等症状。

【常用方药】

口服全真一气汤药物组成：熟地 10～20g，麦冬 10g，白术 10g，人参（另炖）10g，熟附子（先煎）5～15g，牛膝 10g，五味子 5g，以水 500mL 煎药、取汁 300mL，日 1 剂，煎煮 2 次。

随证加减：

如肾气虚者，重用熟地；肺虚者，重用麦冬；脾虚者，重用炒白术；元气大虚者，重用人参；偏阳虚者，重用熟附子等。

临床研究结果表明，坚持服用全真一气汤能较好地改善慢性阻塞性肺气肿患者的临床症状和体征，保护肺功能，和常规应用西药对症处理具有相同的疗效。多数患者服用全真一气汤2～3个疗程后，体质增强，感冒减少，这可能与本方能提高患者的免疫力有关，而关于全真一气汤对患者肺功能的改善机制需要进一步的研究探讨。

全真一气汤为清代名医冯兆张根据仲景肾气丸方义化裁而制，方中有熟（生）地黄、麦冬、白术、人参、熟附子、牛膝、五味子等药物，其中熟地黄滋阴补肾，麦冬补肺润燥，白术补脾利水，三者配伍，共达肺、脾、肾三脏同补之功，人参大补元气，附子可引火归元，牛膝补肾纳气，五味子收敛五脏之正气，且具有止咳之功。诸药配伍，补中有泻，既可滋阴清热降火，又可补气温阳散寒，共达阴阳同补之功，颇合慢性阻塞性肺气肿之病机，用之临床效果颇佳。

化痰益肺汤……治疗肺气肿

李 光（从事呼吸内科临床工作）、陈德磊医师（云南曲靖市中医医院，邮编：655000）运用自拟化痰益肺汤治疗肺气肿，取得了较好的疗效。

【绝技妙法】

肺气肿属中医咳嗽、哮、喘、痰饮、肺胀等范畴。由内伤久咳、支饮、喘、哮等积渐而成，以痰浊潴留、伏于肺间、肺气壅阻为发病基础。肺气闭郁、久病心虚、卫外不固，屡为邪乘，病情日加。以其肺卫虚弱，外邪直趋肺经气分，故少见表证，多为实证、里证。病理性质属寒、属实，常易化热成瘀。

病位初在肺、上焦，日久三焦受之，病及脾肾；病性由实致虚，由阳及阴，虚实夹杂。故治宜通阳宣痹、理气化痰。

治疗方法：

化痰益肺汤治疗。

【常用方药】

药物组成：杏仁 20g，紫菀 15g，半夏 20g，枳实 15g，石菖蒲 20g，郁金 12g，茯苓 20g，桂枝 12g，白术 15g。

服法：水煎服，每日 1 剂，分 3 次服用，15d 为 1 个疗程。

随证加减：

若痰热郁肺者，加黄芩 15g，桑白皮 15g，牛蒡子 15g；痰湿蕴肺者，加川贝母 10g，橘皮 12g；气滞血瘀者，加丹参 20g，海藻 15g；肺肾气虚者，加党参 20g，黄芪 20g。

化痰益肺汤中杏仁、紫菀宣肺止咳、平喘；半夏、茯苓化痰；

枳实、石菖蒲、郁金理气宽胸，降气化痰；白术健脾燥湿；桂枝通阳宣痹，全方共奏通阳宣痹，理气化痰之功效。

自拟降气汤……治疗肺气肿

吴凤霞医师（陕西宝鸡陕建二公司一分司卫生所，邮编：712006）用自拟降气汤治疗肺气肿，取得较好的效果。

【绝技妙法】

肺气肿发病关键在肺和肾，因肺为气之主，司呼吸，外合皮毛，内为五脏华盖，若外邪侵袭或他脏病邪气上犯，肺先受之，皆可使肺失宣降，肺气胀满，呼吸不利而致气喘，肺气失其所主，并可少气不足一息为喘。肾为气之根，主纳气，故肾气不固，摄纳失常，则气不归元，阴阳不相接续亦可出现气逆而为喘。本病到严重阶段，不但肺肾俱虚，在孤阳欲脱之时，大多影响到心，因心脉上通于肺，肺气治理调节心血的运行，宗气贯心肺，肾脉上络于心，心肾相互既济。自拟降气汤主要依据上述的中医理论基础，降肺气而兼纳肾气，降中有升来治疗肺气肿。

治疗方法：

以降气平喘、温肾纳气法治疗。

【常用方药】

药物组成：沉香8g，苏子12g，白芥子8g，莱菔子8g，五味子12g，冬花12g，桔梗12g，肉桂3g，贝母12g，瓜蒌12g，生黄芪15g，生甘草6g。

随证加减：

因寒诱发的加荆芥、防风；痰黄稠的加鱼腥草、胆南星；劳倦诱发者加党参、山药。服药方法：水煎服，每日1剂，早、晚服用。

方中沉香、肉桂皆辛温之品质沉而降，具有降气温肾纳气之功，且能散寒，紧扣病机；苏子、白芥子、炒莱菔子为“三子养亲汤”温化痰饮；冬花、桔梗均为止咳利咽之品；五味子敛肺滋肾；贝母、瓜蒌，清热化痰；黄芪益气固表。全方具有降气平喘、温肾纳气、益气固表之功，标本兼顾，故收效甚佳。

以自拟降气汤为主方治疗肺气肿，用药时间短而治疗效果好，能起到缓解病情，改善心肺功能的目的。在治疗同时嘱患者注意防止外感，加强体质锻炼，戒烟等，以达到预防和巩固疗效的目的。

【验案赏析】

李某，68岁，退休工人，1998年11月5日初诊。患气管炎20多年，肺气肿8年，加重4d。

患者肺气肿8年多，1个月前因劳累受凉而咳嗽，气喘，痰多而稀，胸闷心悸，夜不能平卧，呼吸困难，纳可，二便可，舌红苔白，脉细滑。查体：神清，胸部呈桶状，双肺呼吸音低。

患者曾于2个星期前以“慢性支气管炎、阻塞性肺气肿、肺源性心脏病”，住院治疗，得以控制，但近日又加重，要求服中药治疗。治法：降气平喘、温肾纳气，方药：沉香8g，苏子12g，白芥子8g，莱菔子8g，五味子12g，冬花12g，桔梗12g，贝母12g，瓜蒌12g，生草6g，肉桂12g。每日1剂，水煎服。

二诊：1998年11月9日，气喘，心悸减轻，夜间能平卧休息，仍咳嗽，痰稠黄，舌红，苔薄白。继用降气汤去肉桂加鱼腥草，胆南星。

三诊：1998年11月14日，咳嗽气喘心悸已基本转愈，仍继服上方，以巩固疗效。

二陈降气汤……治疗痰浊型支气管炎肺气肿

杜　毅(乌盟凉城县医院,邮编:013750))、赵素珍、赵丽蓉医师应用自拟二陈降气汤为主,治疗痰浊型慢支炎急性发作、肺气肿,取得了一定的疗效。

【常用方药】

二陈降气汤组方:陈皮、桔梗、枳壳、苏子、白芥子、莱菔子、黄芩各12g,制半夏、杏仁、川朴、川贝、双花、连翘各10g,云苓15g。每天1剂水煎分服。

随证加减:

咳喘甚者加紫菀、冬花各12g;痰浊重者加胆星6g;痰浊有化热之象者重用双花、黄芩、连翘;口唇紫绀者加当归、地龙各12g;便秘者加玄参、当归各12g;肾气虚加五味子12g。

在治疗咳嗽、喘促证时,用桔梗、杏仁以提壶揭盖,必要时加玄参以增水行舟,每获良效。同时发现,虚证也不必忌用下法,“是故无殒,亦无殒焉”,寓攻于补之中。上例见喘咳痰多胸闷,肺实可见,加之年高体衰肾气不足是为病本,并见大便秘结,采用提壶揭盖、增水行舟之法,使腑气通、肺气降,邪祛正安而收功。

【验案赏析】

杨某,男,78岁,农民,1993年4月18日初诊。

患者2年前因“伤风”出现咳嗽、气喘、痰多稀薄,虽经治疗,时轻时重,迁延不愈,每年春、冬两季或天气转寒、感冒诱发或加重，后口服肺宝三效、氨茶碱等也难于缓解症状。本次持续发作加重2个月，并见头重如蒙，口腻纳呆，喘咳痰多黏腻，咯吐不爽，胸中满闷，时呕恶，汗出，便秘。他医曾给中西药治疗罔效。查体：T36.5℃，P102次/min，R34次/min，BP17.3/10.3kPa。唇舌紫暗，苔白腻，脉滑。颈静脉怒张，端坐呼吸，桶胸对称，呼吸运动弱，叩高清音，听呼吸音弱，两肺野满布哮鸣音及痰鸣声。心音遥远，心率102次/min，律整。X线检查：双肺纹理粗乱，透光度增强。白细胞：12.0×10^{9}/L，中性0.76，淋巴0.24。

中医诊为咳嗽、喘证（痰浊型），西医诊为慢支炎肺气肿合并感染。治宜宣肺祛痰，降气平喘。用二陈降气汤加玄参、胆星，剂量及煎服法如前述。3剂后小效，6剂后咳喘明显减轻，痰量少。12剂后基本控制临床症状，15剂后血常规正常。嘱其适寒温、节饮食，上方去玄参、胆星继服10剂，以善其后。追踪1年，虽时有复发，但为轻度。

通气活血益肾汤……治疗阻塞性肺气肿

杜志昌医师（江苏仪征市龙河中心卫生院，邮编：211405）自拟通气活血益肾汤对阻塞性肺气肿患者进行治疗，取得了一定的疗效。

【绝技妙法】

阻塞性肺气肿属中医哮喘范畴，涉及肺、脾、肾三经，严重者可损害心经。病史较长的患者，肾气虚惫，其气冲逆，可使阻塞性肺气肿进一步加重。气病及血，出现唇紫舌紫的血瘀现象。

【常用方药】

通气活血益肾汤方药组成：麻黄 5g，杏仁 2g，五味子 6g，桃仁 10g，红花 6g，川芎 10g，紫菀 15g，茯苓 12g，马鞭草 12g，紫河车 10g。

随证加减：

有表症酌加荆芥、防风；肺阴不足加沙参、麦冬；脾气虚加白术、准山药。

服用方法：

每天 1 剂，10d 为 1 个疗程，连服 30d。通气活血益肾汤据此立法选药，方中麻黄开肺，杏仁祛痰，止咳平喘，五味子收肺保肾，全方共奏通肺道，活血脉，益肾气之功，故此方对阻塞性肺气肿，有一定的疗效。

【验案赏析】

花某，男，51 岁，工人，35 岁患肺炎后，经常咳嗽，每年冬季发作，近 4 年来咳嗽伴气喘，活动尤甚，1992 年元月 15 日邀余就诊，咳嗽，气喘，咯白黏痰，口唇轻度紫绀，舌质有紫气，苔白，脉滑，症属肺气失宣，气滞血瘀，拟方通气活血，药用炙麻黄 5g，杏仁 12g，五味子 6g，桃仁 10g，红花 6g，川芎 10g，紫菀 15g，茯苓 15g，广皮 5g，马鞭草 10g，5 剂，元月 20 日复诊，咳嗽减轻，痰量减少，气喘稍有好转，苔脉同前，原方 10 剂，三诊咳嗽进一步好转，痰已不多，静时气喘好转，舌质紫气好转，口唇微绀，原方加紫河车 12g，10 剂，药后晨起有轻度咳嗽，咯痰少，爬楼仍感气喘，气急明显好转，将上方加大剂量，常服，巩固疗效。

中医……治疗阻塞性肺气肿

崔红生、罗　慧、武维屏医师(北京中医药大学东直门医院，邮编：100700)采用中医治疗阻塞性肺气肿，疗效明显。

【绝技妙法】

综上所述，阻塞性肺气肿辨证以本虚标实多见，本虚以气虚、气阴两虚、脾肾阳虚为主，标实则以痰、瘀、风、热为著。急性发作期治疗当遵“急则治其标”治则，缓解期则要标本兼治，虚、痰、瘀等同调。至于重度 COPD 合并右心衰竭或呼吸衰竭者，更要中西医结合治疗，尽快控制症状，以防病情进一步恶化。

【常用方药】

(1) 风热犯肺，肺失宣肃

治疗方法：

疏风清热，肃肺化痰。

方选桑菊饮合麻杏石甘汤，药如桑叶、桑白皮各 10g，菊花 10g，杏仁 10g，连翘 12g，炙麻黄 6g，生石膏 30g，桔梗 6g，前胡 10g，牛蒡子 10g。

(2) 痰热壅肺，气阴两伤

治疗方法：

清热化痰，肃肺平喘。

方选小陷胸汤合清气化痰汤加减，药如全瓜蒌 30g，黄芩 10g，清半夏 10g，桃杏仁各 10g，枳实 10g，知贝母各 10g，漏芦 10g，连翘 10g，山栀子 10g，南沙参 10g。若痰黄如脓或有腥臭味者，多为合并肺痈表现，可酌加芦茅根 15g，生苡仁

30g，鱼腥草 30g，败酱草 15g，蒲公英 15g 以清热解毒，化痰消痈。

(3) 痰湿蕴肺，气虚血瘀

治疗方法：

燥湿化痰，降逆止咳。

方选平胃二三汤（平胃散、二陈汤、三子养亲汤）加减，药如苍白术 10g，陈皮 10g，清半夏 10g，茯苓 15g，厚朴 6g，苏子、苏梗各 10g，炒莱菔子 10g，炒枳壳 10g，白芥子 6g。

(4) 阴虚血瘀痰凝

治疗方法：

养阴清热，和血化痰。

方选金水六君煎加味，药如当归 15g，熟地（砂仁拌打）15g，陈皮 10g，半夏 10g，茯苓 15g，金沸草 10g，知贝母 10g，海浮石 10g，炙杷叶 10g，丹皮 15g，丹参 15g。

(5) 气虚血瘀痰阻

治疗方法：

益气活血，化痰平喘。

方选六君子汤合玉屏风散加减，药如党参 15g，黄芪 20g，白术 10g，茯苓 15g，陈皮 10g，半夏 10g，桃杏仁 10g，炒苡仁 30g，防风 6g，当归 10g，桔梗 6g。

(6) 气阴两虚，痰瘀阻络

治疗方法：

益气养阴，化痰通络。

方选生脉饮合旋复代赭汤加减，药如太子参 15g，麦冬 10g，五味子 6g，旋复花（包煎）10g，代赭石 10g，清半夏 10g，南北沙参 15g，知贝母 10g，炙杷叶 10g，当归 10g。

(7) 脾肾阳虚，水湿内停

治疗方法：

温阳健脾，泻肺利水。

方选真武汤合桑苏桂苓饮加减，药如制附片10g，桑白皮10g，苏子10g，葶苈子10g，桂枝10g，猪茯苓15g，白术10g，泽兰泻10g，赤芍10g，益母草30g。

(8) 肝肾阴虚，痰蒙清窍

治疗方法：

柔肝熄风，涤痰开窍。

方选一贯煎、菖蒲郁金汤合涤痰汤加减。药如生熟地各15g，山萸肉20g，玄参10g，菖蒲10g，郁金10g，清半夏10g，胆星6g，茯苓10g，竹茹10g，枳壳10g，酒军6g。

中医辨证分型……治疗肺心病

周 俐医师（广东省广州市中医医院，邮编：510130）采用辨病与辨证相结合，中药和西药相结合，急则治其标与缓则治本相结合的诊治思路和法则，发挥中西医各自的特长，在疗效上有明显提高。

【绝技妙法】

肺心病中医为瘀血机理，符合“污浊之血为血瘀”的理论。认为肺与心脉相通，肺气辅佐心脏运行血脉，肺虚治节失职，久则病及于心。血脉不畅瘀积成瘀血。

治疗方法：

在抗炎治疗基础上（抗生素疗程均统一限定在10d)。均给予低浓度吸氧，静脉滴注50g/L葡萄糖注射液加氨茶碱0.5g解痉平喘，口服化痰片化痰，心功能不全则静脉推注500g/L葡萄糖加西地兰

014mg 改善心功能。中西医组急性期分型按全国第二次肺心病专业会议制定标准分 5 型，加用中药口服或针剂治疗，具体如下。

【常用方药】

(1) 肺肾气虚外感型

以宣肺化痰平喘为则，方用桑白皮汤加减，清热利肺化痰逐瘀为则，药用桑白皮 30g，瓜蒌 20g，青天葵 8g，鱼腥草 40g，黄芩 12g，连翘 6g，银花 20g，丹参 30g，葶苈子 12g，桃仁 10g，冬瓜仁 20g，1 剂 /d，煎服。静脉滴注鱼腥草、双黄连、丹参注射液等。

(2) 心脾肾阳虚水泛型

以温肾健脾利水，益气宁心，佐以活血化瘀。药用红参 15g，白术 15g，茯苓 15g，菟丝子 20g，熟地 20g，桃仁 15g，北芪 20g，泽泻 12g，牛膝 10g，丹参 30g，1 剂 /d，煎服。在西医抗心衰治疗同时重用丹参注射液 30 ~ 40mL 加入 50g/L 葡萄糖注射液 250mL 静脉滴注或川芎嗪 120mL 加入 50g/L 葡萄糖注射液静脉滴注辅以减轻肺动脉高压。

(3) 痰浊蒙窍型

在抗炎祛痰，兴奋呼吸中枢，改善通气治疗上，加用中医清热利肺，化痰逐瘀开窍汤，药用半夏 10g，云苓 12g，橘红 10g，胆南星 12g，石菖蒲 20g，枳实 10g，竹茹 12g，陈皮 10g，生地 20g，天竺黄 10g，1 剂 /d，煎服。服安宫牛黄丸，1 丸 /d。静脉滴注清开灵 40mL 加入 50g/L 葡萄糖注射液 250mL，或醒脑静 20mL 加入 50g/L 葡萄糖注射液 250mL。

(4) 元阳欲脱型

在西医抗休克治疗基础上加用参附针、参脉针，静脉滴注。中药独参汤，药用人参 30g，煎服。

(5) 热瘀伤络型

西药治疗以止血制酸抗凝为主，结合临床中医认为弥漫性血管内凝血多属气虚，予服益气复脉胶囊、保元参附汤和清热利肺汤交替服用。可用川芎 10g，当归 10g，赤芍 10g，黄芪 10g，生地 15g，桃仁 10g，红花 10g，水蛭 10g，丹参 20g，泽兰 12g，蒲黄 20g。煎汤频服，或静脉滴注丹参注射液。热伤血络致血证宜凉血止血，可用大黄为主的制剂，如三黄泻心汤、生大黄粉凉开水冲频服。

中医辨证加黄芪丹参注射液……治疗肺心病

周强英医师（福州铁路中心医院，邮编：350013）在中医辨证的基础上，加用黄芪、丹参注射液静滴治疗肺心病，收到较好的效果。

【绝技妙法】

中医认为肺心病属本虚标实症，肺虚、肾虚、脾虚为本，久病入络，血脉瘀阻，则“痰、瘀”为标。现代医学血液流变学肺心病表现为“黏、浓、聚”特点，中医表现为气虚，气不能行血，致气滞血瘀，痰瘀阻于肺，肺气壅塞。

【常用方药】

1. 肺心病急性发作期

根据急则治标的原则，本期重在祛邪，邪祛正自安，严重感染者可选用抗生素，尽快控制感染。均以丹参注射液 16mL 加 GNS500mL 静滴，以活血化瘀、改善微循环，10 ~ 14d 为 1 个疗程，日 1 次。

(1) 风寒袭肺

主证：畏冷发热或不发热，喘咳气急，咳嗽，痰稀白，苔白滑，脉浮紧。

治法：宣肺散寒，止咳化痰。

方用：麻黄汤或小青龙汤加减：麻黄9g，桂枝6g，陈皮12g，细辛3g，半夏12g，款冬花12g，前胡12g，干姜5g，白前12g，桔梗9g，甘草3g，日1剂水煎分2次服。

(2) 表寒里热

主证：喘逆上气，胸胀闷或痛，鼻煽，咳而不爽，痰黏稠，伴有形寒、身热、烦闷，苔薄黄，脉浮紧。

治法：宣肺泄热，化痰平喘。

方用：麻杏石甘汤加减：麻黄6g，杏仁9g，石膏30g，银花15g，连翘15g，黄芩15g，鱼腥草30g，紫菀15g，桔梗10g，蒲公英30g，甘草6g，日1剂水煎分2次服用。

(3) 痰热郁肺

主证：喘咳气促，胸闷，痰多黏稠色黄伴胸中烦热、身热、咽干，苔黄腻，脉滑数。

治法：清泄痰热。

方用：桑白皮12g，黄芩9g，黄连6g，象贝18g，杏仁9g，半夏9g，石膏30g，海蛤粉6g，天花粉30g，葶苈子12g，鱼腥草30g，甘草5g，日1剂水煎分2次服用。

(4) 痰浊阻肺

主证：胸满闷窒，甚则胸盈仰息，咳嗽痰多，黏腻色白，咯吐不利，苔腻厚，脉滑。

治法：化痰降气，豁痰。

方用：三子养亲汤合二陈汤：苏子12g，白芥子12g，莱菔子12g，半夏6g，陈皮12g，云苓12g，苍术6g，厚朴9g，甘草5g，日1剂水煎分2次服用。

2．肺心病缓解期

根据缓则治本的原则，本期重在扶正，正足邪祛，本期患者病情相对稳定，但机体抗病能力较差，常易因感冒而诱发，其主要表现为肺虚、肾虚、脾虚，均加用黄芪注射液 40mL 加 5%GS500mL 静滴，以益气固本护卫，以增强机体抗病能力。

(1) 肺虚

主证：喘促气短，气怯声低，喉中鼾声，咳声低弱，痰吐稀薄，自汗畏风，烦热口干，咽喉不利，舌淡红，苔剥，脉弱或细数。

治法：补肺益气养阴。

方用：生脉散合补肺汤：黄芪 20g，太子参 15g，麦冬 15g，熟地 12g，五味子 10g，紫菀 12g，桑白皮 9g，冬花 12g，沙参 15g，玉竹 12g，百合 12g，甘草 6g，日 1 剂水煎分 2 次服用。

(2) 肾虚

主证：喘促日久，动则喘甚，呼多吸少，气不得续，形疲神惫，汗出，肢冷，面青唇紫，舌苔薄白，脉微细或沉弱。

治法：补肾益气。

方用：金匮肾气丸：桂枝 9g，附子 9g，熟地 12g，山萸 15g，山药 30g，云苓 12g，丹皮 9g，泽泻 15g，丹参 24g，红花 9g，川芎 9g，甘草 4.5g，日 1 剂水煎分 2 次服用。

(3) 肺脾肾阳虚水泛型（心功能不全）

主证：浮肿，畏寒，心悸，气短不能平卧，腹胀，纳呆，便溏，尿少，唇绀，舌苔白腻，脉细数。

治法：温脾补肾，利水消肿，活血化瘀。

方用：真武汤：制附片 10g，白术 10g，白芍 10g，茯苓 30g，桂枝 6g，党参 15g，葶苈子 10g，猪苓 15g，泽泻 12g，车前子 15g，黄芪 30g，当归 15g，赤勺 12g，川芎 10g，益母草 30g，丹参 30g，日 1 剂水煎分 2 次服用。

现代药理研究表明，益气活血化瘀药物具有以下作用：降低血液黏稠度、抗凝、抗栓，能预防和治疗肺小动脉血栓形成，降低肺动脉高压，改善心肺功能，扩张血管，疏通微循环，改善组织器官血氧供应，降低、减少炎性渗出，防止炎症扩延，有利于肺部感染的控制。因此，在中药辨证施治的基础上加用黄芪、丹参注射液治疗肺心病可标本兼治，巩固疗效，增加机体免疫功能，增强体质，减少复发，改善心肺的功能。

老中医……治疗肺心病

江苏省名老中医汪履秋把辨证与辨病有机结合起来，将肺心病的临床表现归为五大症、五个证型和四大危象，并制定了相应的治法，经验独到，令人获益匪浅，奚肇庆、程永红（江苏省中医院，邮编：210029）现将其经验总结整理如下。

【绝技妙法】

1. 五大症状

五大症状是指闷、咳、喘、痰、悸，乃肺心患者的主要临床表现，汪老认为，通过对这五大症的观察，可了解患者病情轻重，辨别虚实寒热。

2. 五大证型

(1) 痰浊壅肺证

症见咳嗽气喘，胸满闷胀，痰多黏腻，舌苔白腻，脉滑。治拟化痰降气，方选苏子降气汤、三子养亲汤，药用半夏、陈皮、茯苓、苏子、白芥子、莱菔子、苍术、厚朴等，如痰从寒化为饮，外感风寒诱发，喘咳痰多，色白而有泡沫，见表寒里饮者，可予小青龙汤加减以散寒化饮。

(2) 痰热蕴结证

多为肺心病合并感染，症见咳嗽气粗，胸膈烦闷不安，痰黄或白，黏稠难咯，舌红、苔黄腻，脉滑数。治拟清肺化痰，降逆止喘，方选泻白散或三子养亲汤加金荞麦、鱼腥草等清热之品，药用桑白皮、黄芩、贝母、竹沥、半夏、莱菔子、白芥子、苏子、金荞麦、鱼腥草、一枝黄花、平地木等。

(3) 肺肾两虚证

症见呼吸浅促，声低气怯，咳嗽痰白如沫，咯吐不利，舌淡或红，脉沉细或有结代。治拟养肺阴，益肾气，方选生脉散合人参胡桃饮加减，药用太子参（党参、人参）、麦冬、五味子、沉香、炒熟地、钟乳石、紫石英、坎炁、蛤蚧等。

(4) 脾肾两虚证

症见食少痰多，短气息促，纳后脘痞，腰酸腿软，舌淡、苔薄，脉沉细。治拟健脾补肾，方选桂苓理中汤、金匮肾气丸加减，药用桂枝、茯苓、白术、附子、党参、熟地、山萸肉等。

(5) 心阳亏虚证

症见喘咳心悸，咯痰清稀，面浮肢肿，小便量少，舌质淡胖、苔白滑，脉沉细。治拟通阳化气，方选真武汤加减，药用附子、桂枝、白术、猪苓、茯苓、赤芍、生姜等。

3. 四大危象

(1) 喘脱

症见喘咳甚剧，鼻煽气促，心慌动悸，面青唇紫，汗出肢冷，脉浮大无根或见歇止或模糊不清。治拟扶正固脱，方选参附龙牡汤送服蛤蚧粉或黑锡丹，药用人参、附子、生龙骨、生牡蛎、干姜等。

(2) 痰厥

症见面色青紫，胸闷如室，喉有痰声，不能咯出，舌苔腻，脉沉滑。治拟开胸结，化痰浊，方选香附旋复花汤、半夏厚朴汤加减，药用香附、旋复花、苏子、杏仁、半夏、厚朴、橘皮、瓜蒌等。

(3) 出血

症见皮肤、黏膜出血、咯血、便血等。多为气不摄血，热盛动血，治拟益气摄血，凉血止血，方选归脾汤加地榆、槐花、丹皮、水牛角等。

(4) 昏迷

症见神志恍惚，撮空理线，表情淡漠、嗜睡、昏迷，或肢体抽动，抽搐，咳逆喘促，咯痰不爽。多为肝风内动或热盛动风，痰蒙心窍所致，治拟平肝化痰，熄风开窍，方选天麻钩藤饮加减，另服至宝丹或紫雪丹，药用天麻、钩藤、黄芩、半夏、茯苓、石菖蒲、矾水郁金、胆星等。

【验案赏析】

张某，男，62岁，1992年12月6日初诊。患者原有慢支、肺心病史8年，反复发作，近1周来，咳嗽气喘又作，痰多色白黏腻，胸满闷胀，纳谷欠佳，二便正常，舌淡、苔白腻，脉细滑。证属痰浊壅肺，治拟化痰降气，方选苏子降气汤合三子养亲汤加减。处方：苏子、制半夏、前胡、苍术、茯苓、莱菔子、葶苈子、杏仁各10g，陈皮6g，平地木15g。7剂，日1剂，水煎分2次服。

12月14日二诊：服药后咳嗽胸满闷胀减轻，咯痰减少，但觉脘痞纳少，短气喘息，怕风易汗，此乃痰浊渐去，肺虚脾弱之象显露，原方去平地木、莱菔子、葶苈子等祛痰之品，加党参、黄芪、白术各10g以补肺健脾，又服7剂，自觉诸症均减，续服7剂以图巩固。

【按语】肺心病患者往往病史较长，病程缠绵，多为本虚标实之证，该患者初起以痰浊壅肺为主，故以化痰降气治标实，待疾浊渐去，肺虚脾弱之象显露，则以补肺健脾，佐以化痰以治本虚为主，使肺充表固，邪无入侵之处，脾运健旺，痰无生化之源，药证相合，故收良效。

肺心合方……治疗慢性肺心病急性发作

吕晓云(兰州医学院，邮编：730000)、赵健雄医师采用自拟中药肺心合方结合西医常规综合疗法治疗慢性肺心病急性发作期患者，并与同期采用单纯西医常规综合疗法的同类患者对比，疗效较好。

【绝技妙法】

祖国医学认为本病属本虚标实，本虚主责心、肺、脾、肾；标实则多见血脉瘀阻，痰湿内蕴，水饮内停。治宜活血化瘀，消痰行水。

【常用方药】

治疗方法：

(1) 对照组

予西医常规治疗(持续低流量吸氧、抗感染、祛痰、解痉平喘、强心利尿、扩血管、纠正酸碱失衡、抗心律失常等)，呼吸衰竭者必要时辅以呼吸机治疗。

(2) 治疗组

在对照组处理的基础上加用自拟肺心合方，药物组成为黄芪60～90g，当归15～30g，桃仁12～15g，川芎12～18g，地龙9～12g，黄芩9g，葶苈子12～15g，杏仁9g，肉桂4～6g。水煎浓缩至200～250mL，每日1剂，分3次口服。

随证加减：

咳甚痰多加制半夏、炙枇杷叶；腹胀、纳差加枳实、焦山楂；躁扰不寐者加酸枣仁、生磁石；神昏多寐加石菖蒲，7d均为1个疗程。

自拟肺心合方中大剂量黄芪振奋心阳，伍当归、桃仁、川芎、地龙补气行血，化瘀通脉；黄芪配葶苈子、杏仁、黄芩集补肺、泻肺、宣肺、清肺之功，使肺气通畅，治节得复；且黄芪、葶苈子利水消肿之功甚著；肉桂鼓动元阳，旨在固本，以挽危候，加之随证化裁，更能标本兼顾。药理研究证实黄芪有调节免疫、强心、扩血管等作用；当归、桃仁、川芎、地龙的有效成分能明显改善微循环及血流动力学状态，增加冠状动脉血流量及心肌营养；地龙解痉平喘；桃仁、杏仁合用止咳祛痰，均可改善肺通气、换气功能；黄芩具广谱抗菌作用。

自拟三参清肺救心汤……治疗肺心病急性发作

高来亮医师（山东临沭县人民医院白旄分院，邮编：276700）对肺心病呼吸衰竭患者除常规应用西药外，运用自拟三参清肺救心汤，以活血化瘀为主治疗该病，获得较好疗效。

【绝技妙法】

肺心病属于中医学“肺胀”范畴，肺心病患者常出现面色紫暗，爪甲青紫，舌质有瘀斑，脉涩结代等症状，主要为痰瘀交结，脉络阻滞所致。其病理为本虚标实，以气虚为本，以气滞血瘀、水饮痰浊为标。

【常用方药】

自拟三参清肺救心汤：红参 9g，沙参 10g，丹参 15g，桃仁 10g，当归 9g，降香 9g，紫苏子 10g，全瓜蒌 10g，茯苓 20g，紫河车 6g。紫河车入药分次冲服，其他药煎服。

随证加减：

气虚甚者加黄芪；阴虚加生地黄、麦冬；痰浊壅盛者加半夏、厚朴；若痰浊蕴久发热，加黄芩、鱼腥草；气滞者加枳壳、陈皮。

服用方法：

头煎加水 600mL，开后再文火煎 20min，取第一汁 150mL，二煎加水 300mL，开后再文火煎 15min，取第一汁 100mL，二煎汁混合，分 2 次口服，日 1 剂。西药采用强心（小剂量西地兰 0.2mg 加入 10% 葡萄糖静脉推注，必要时可重复）、利尿、抗感染、低盐饮食、扩张血管（酚妥拉明 10mg 加入 10% 葡萄糖液 200mL 静脉滴注，每分钟 20 滴左右）以及必要的化痰等常规治疗。

运用三参清肺救心汤治疗此病，其组方原则：以活血化瘀药为主，方中以红参补益心气，当归、丹参、桃仁为活血祛瘀之品，全瓜蒌、降香、苏子化痰降气利膈，痰瘀同治，沙参润肺，紫河车补肾，茯苓健脾利湿，杜绝生痰之源。全方起到了扶正祛邪，清热解毒，通利血脉，调理气机之作用。高来亮医师认为，慢性支气管炎发展为肺心病过程中是由肺及脾至肾，再累及心脏的传变过程，瘀血阻滞既是肺心病病理发展变化的产物，也是肺心病的一个重要因素。心脉瘀阻，血行不畅，可影响肺之气机交换。其病因病机虽很复杂，但气虚血瘀是其关键所在。若以益气活血为主，兼施他法，则能执简驭繁，而收到事半功倍之疗效。以自拟三参清肺救心汤一方为主加减治疗，并结合西医“强心、利尿、抗感染，低盐、扩血管”治疗，在临床上取得较好的疗效。

益肺纳肾汤……治疗慢性肺心病

王果平（陕西西北农林科技大学校医院，邮编：712100）、张秀丽、王建娜医师自拟益肺纳肾汤（黄芪、补骨脂、沉香、熟地、丹参、茯苓等）治疗慢性肺心病。结果总有效率 90.5%。说明益肺纳肾汤有益肺纳肾活血的功效，治疗慢性肺心病，疗效较好。

【绝技妙法】

慢性肺源性心脏病是由肺组织、肺动脉血管或胸廓的慢性病变引起肺组织结构和功能异常，产生肺血管阻力增加，肺动脉压力增高，使右心扩张、肥大、伴或不伴右心衰竭的心脏病，属于祖国医学"肺胀"、"心悸"、"水肿"等范畴。辨证总属标实本虚，一般感邪时偏于邪实，平时偏于本虚。在缓解期多表现为气短微喘，呼多吸少，动则喘，气不得续，唇紫肢冷。其病机特征以肺肾两虚为主，症状表现为肺不能主气，肾不能纳气。"肺为气之主，肾为气之根"，肺朝百脉，能促进心血的运行。《素问·经脉别论》说："饮入于胃，游溢精气，上输于脾，脾气散精，上归于肺，通调水道，下输膀胱，水精四布，五经并行。"肺肾气虚，气不帅血，气滞血瘀，而见唇紫面青；肺肾气虚，气不化水，而见痰饮、水肿；痰饮上凌心肺，而心悸胸闷。治疗应以益肺纳肾。

【常用方药】

方用自拟益肺纳肾汤：黄芪 24g，丹参 20g，补骨脂 12g，熟地 12g，茯苓 12g，沉香 6g。痰多加橘红 12g，地龙 12g，浙贝母 12g。

随证加减：

水肿严重加车前子 15g，苡米 15g；紫绀严重加川芎 10g，当归 12g；兼有阴虚加生地 10g，麦冬 15g；兼有便溏、胃脘不舒加白术 15g，陈皮 10g；兼有胸闷加杏仁 12g，瓜蒌 18g；气虚甚者加人参 9g。

自拟益肺纳肾汤，用黄芪益肺气，补骨脂、熟地、沉香纳肾气，茯苓利水消肿，丹参活血化瘀。临床加减应用于慢性肺心病、阻塞性肺气肿肺肾两虚者效果甚佳。

【验案赏析】

李某，男，65岁，退休工人。2006年10月10日初诊。主诉：胸闷心慌，下肢浮肿1个月，呼吸困难1周。查体：T36.7℃，P120次/min，R25次/min，BP150/100mmHg，神清，精神差，发育正常，口唇紫绀，半卧体位。桶状胸，呼吸急促，双肺叩诊过清音，听诊双肺呼吸音粗，偶可闻及喘鸣，双肺底可闻及湿鸣。心前区无隆起，心率120次/min，心律齐，心音钝，心音较遥远，心脏各瓣膜未闻及病理性杂音。心电图示：窦性心律、心率120次/min，心电轴为+80℃，ST－T异常改变。西医诊断：①慢性支气管炎急性发作；②阻塞性肺气肿；③肺源性心脏病。给予抗感染、舒张支气管、强心利尿等治疗，效果不显，遂要求中医治疗。刻诊：患者精神疲惫，呼吸浅短，倚息不能平卧，动则为甚，下肢浮肿，咳嗽咯少量白痰，舌淡紫，苔薄腻，脉虚数。

中医辨证：

肺肾气虚，水瘀互阻。治则益肺纳肾化瘀利水，方选益肺纳肾汤加味。处方：黄芪24g，补骨脂12g，当归12g，茯苓12g，车前子12g，益母草12g，杜仲10g，杏仁10g，白术10g，神曲10g，沉香6g。3剂。水煎服，日服1剂，早、晚分服。服后精神明显好转。为加强益肺纳肾之力，加人参9g。再服5剂，症状明显好转，睡眠尚能平卧，下肢浮肿减轻。加减出入服20余剂，病情稳定，呼吸平稳，且能做一般家务。

自拟参芪平喘汤……治疗肺心病急性发作

王正棕、吴湘华、贾建昌医师(山东省即墨市中医医院，邮编：266200)运用自拟参芪平喘汤治疗肺心病急性发作，疗效显著。

【绝技妙法】

肺心病属祖国医学“喘证”、“肺胀”、“水肿”等范畴，有多年反复咳喘病史。“邪之所凑，其气必虚”，肺气亏虚，久病及肾，致使肾气亏虚，不能化气行水，水湿泛滥，凌心射肺，故见“喘、咳、水肿”等症状。气虚无力运行血脉，脉络瘀滞，则见口唇紫绀，舌质紫黯等症状。本病病机为本虚标实，以肺肾气虚为本，痰浊瘀血阻络为标。

治疗方法：

常规给予吸氧、平喘、控制感染、改善心肺功能、纠正电解质失衡等治疗，治疗组在对照组的基础上加用自拟参芪平喘汤(药用红参 6g，苏子、山茱萸各 10g，黄芪、山药、赤芍、地龙、丹参、莱菔子、坤草各 15g)。若发热畏寒加荆芥、防风；形寒肢冷加桂枝、干姜、附子；腹胀加厚朴、枳实；咳嗽痰多加浙贝母、紫菀、鱼腥草；水肿明显加泽泻、茯苓。疗程为 2 周。

自拟参芪平喘汤以红参、黄芪、山药、山茱萸补益肺肾之气，纳气平喘；以苏子、莱菔子化痰降气；以赤芍、地龙、益母草、丹参化瘀通络，利水消肿。要抓住“虚”、“痰”、“瘀”3 个重要环节，综合用药，标本兼顾，常可加速肺心病好转的进程，且可提高患者的抗病能力，预防其反复发作，收到了显著的临床疗效。

自拟泻肺汤……治疗慢性肺心病

刘 硕(长春吉林省中医中药研究院，邮编：130221)、周正国医师自拟泻肺汤治疗肺心病患者，疗效较为满意。

【绝技妙法】

慢性肺心病多由肺部的反复感染，导致严重缺氧和二氧化碳潴留而导致一系列的体液因子和肺血管的变化，使肺血管阻力增加从而形成肺心病。机体常存在高黏血症，循环阻力增加，微循环瘀滞。肺心病以老年人居多。易并发细菌感染，且耐药菌株增多。中医认为慢性肺心病属“肺胀”、“喘证”等范畴。认为久病则肺虚，卫外不固，不能吸清呼浊而表现为痰浊、瘀滞、阳明热结，属本虚标实证，肺与心脉相通，肺气辅佐心脏运行血脉，肺虚治节失职，久则病及于心。血脉不畅瘀积成瘀血，是与血液有关的病变。

治疗方法：

全部病例均使用敏感抗生素、解痉平喘、强心利尿、氧疗、维持水电解质平衡、营养支持等治疗。其中治疗组在对照组的基础上辅以泻肺汤。

【常用方药】

鱼腥草35g，甜杏仁15g，清半夏10g，炒苏子15g，浙贝母10g。每剂水煎3次，各取汁150mL，混合后分3次服用，早饭前、晚饭后各服药1次。1个月为1个疗程，连用3个疗程。

随证加减：

外寒内饮型加细辛5g，五味子10g；痰热壅肺型加金银花25g，黄芩15g；气滞血瘀型加赤芍15g，川芎15g；痰蒙神窍型加牛黄15g，天竺黄 20g；阳虚水泛型加泽兰 15g，浮萍 15g；厥脱型加安宫牛黄丸 1 丸。观察指标：观察两组治疗前后咳、痰、喘、水肿等症状、体征的变化；治疗前及治疗结束后分别抽血查血液流变学和动脉血气分析。

方中鱼腥草清泻肺热；杏仁、浙贝、半夏、苏子降气化痰。方中之药大多为甘寒及辛温之品，药性平和，且寒热并用，共达清热化痰祛瘀之效，因此用于肺心病急性发作期患者疗效明显。现代药理研究证实，方中鱼腥草对多种革兰阳性及阴性细菌、病毒有不同程度的抑制作用；杏仁、半夏、苏子有镇咳、祛痰和平喘作用，其中半夏具有类糖皮质激素样作用，苏子兼具抗菌和解热作用；浙贝能稀释痰液，扩张支气管，使痰容易咳出。综合以上因素，可见中医药在慢性肺心病的治疗中具有较强的疗效优势。

炙甘草汤……治疗慢性肺心病缓解期

李春华（黑龙江中医药大学，邮编：150000）、李志侠、郭玉红医师，指导教师：李延教授以炙甘草汤为主方对慢性肺心病患者在缓解期予以扶正固本治疗，临床取得了防止复发、减轻症状、提高生活质量的满意疗效。

【绝技妙法】

肺心病往往病程日久，耗损正气，致使机体抗病能力低下。早期多属气虚、气阴两虚，由肺及脾、肾；晚期气虚及阳，以肺、肾、心阳虚为主，或阴阳两虚。病程中因虚致实、痰瘀并存。急性期治标的同时应兼顾本虚。缓解期更应扶正固本，以益气养阴温阳为主，佐以活血，重在益肺、健脾、益肾，辅以养心通脉。

【常用方药】

治疗方法：

(1) 肺脾气虚兼痰湿型

证见咳嗽，咯痰稀白或稠而量多，易吐，气短乏力，恶风寒，易感冒，苔白腻，脉濡，或滑或虚细无力。治以补肺健脾化痰。

药用：炙甘草 20g，党参 15g，桂枝 20g，阿胶 15g，麦冬 15g，火麻仁 15g，五味子 15g，胡桃肉 20g，紫苏子 15g，当归 15g，丹参 20g，生姜 10g。

(2) 肺肾两虚型

证见咳嗽，气短难续，头眩，腰膝酸软，畏寒肢冷，舌淡边有齿痕，苔薄白，脉沉细。治以益肺补肾佐以活血。

药用：炙甘草 20g，党参 15g，桂枝 20g，阿胶 15g，麦冬 15g，火麻仁 15g，生姜 10g，五味子 15g，胡桃肉 20g，紫苏子 15g，当归 15g，丹参 20g，生地 15g。

若阴虚较著证见口干、心烦，手足心热，少痰，舌红脉数，治以滋养肝肾。

处方：炙甘草 20g，党参 15g，阿胶 20g，麦冬 20g，火麻仁 10g，生地 20g，龙眼肉 15g，百合 15g，牡丹皮 15g，五味子 15g。

(3) 心肾阳虚兼血瘀型

证见心动悸，咳喘气促，动则尤甚，头晕，纳呆，脘痞，尿少肢肿，唇舌紫暗，脉沉迟细弱或结代。治以益气养阴、温阳活血。

方药：炙甘草 30g，党参 15g，桂枝 20g，阿胶 15g，麦冬 15g，熟地 15g，生姜 10g，火麻仁 15g，附子 10g，当归 15g，红花 20g，桃仁 15g。若有余邪未净可辅以桑白皮、半夏、紫菀、款冬花等祛邪宣肺。

以上诸方水煎加入大枣 10 枚，取汁 300mL, 加入清酒 20mL, 阿胶烊化，每日 1 剂，早、晚分服。

炙甘草汤药 9 味，炙甘草甘温复脉利心气，人参、大枣补益脾气，阿胶、麦冬善养肺阴，地黄、火麻仁长于滋补肾水，与胶地合用有“金水相生”之功。桂枝、生姜辛温通阳复脉，与益气滋阴药相配既可温而不燥，亦可使气血流通，脉道通利。全方偏于温补，心脾肺肾四脏同调，尤以补益心肺之功为大，以本方为主辨证用药，用于治疗慢性肺心病缓解期疗效肯定。

加味黛蛤散……治疗慢性肺心病急性发作

陆德海、段景文、姜光明医师(陕西省汉中市中医院，邮编：723000)采用加味黛蛤散治疗慢性肺心病急性发作期，获得满意疗效。

【绝技妙法】

慢性肺心病急性发作期系在肺、脾、肾、心虚衰的基础上感受外邪，引动肺中伏饮，发而为病。其病机主要为痰热壅遏，脏气亏虚，从而出现气虚，痰凝，水停，血瘀等一系列病理变化，呈现本虚标实之候。本着急则治其标的原则，急性发作期以攻邪为主，兼以补虚，故拟加味黛蛤散清热解毒，化痰平喘，活血化瘀，补肾纳气。

【常用方药】

治疗方法：

加味黛蛤散组成：青黛、海蛤壳各 5g, 麻黄 2g, 蚤休 6g, 三七、蛤蚧各 1g。(由本院制剂室将上药按比例研末装胶囊), 每粒含药 0.5g,3 次 /d, 每次 4 粒口服。若白细胞高于 12×10^9/L 者常规使用抗生素，避免使用血管活性药物及支气管平滑肌解痉剂。1～2周为1个疗程。

方中以青黛、海蛤壳、蚤休共奏清热化痰解毒之功，达到抑菌、减毒、镇咳祛痰之效，配麻黄以宣肺平喘、利水，缓解支气管黏膜肿胀，使支气管平滑肌松弛，阻止过敏介质释放而起到抗炎、解热，并有利尿、发汗等协同作用。三七活血化瘀以达扩张周围血管及肺小动、静脉，使回心血量减少，肺动脉压降低，抗血小板聚集，并使血液黏度下降，改善微循环，抗缺氧。蛤蚧补肺肾，定咳喘，能提高肾上腺皮质功能，增强免疫能力。因此，本方切中病机，能够减轻肺心病急性发作期呼吸道反复感染、痉挛、痰液储留等气道阻塞的症状，降低气道高反应状态和肺动脉高压征，从而促进肺功能恢复。

清气化痰汤……治疗创伤后急性肺不张

游志红医师(甘肃省中医院，兰州邮编：730050)对胸部外伤或胸部手术后致急性肺不张的患者采取纤维支气管镜下吸痰加服清气化痰汤治疗，收到了满意的疗效。

【绝技妙法】

胸部外伤或胸部手术后，由于胸部创伤的打击导致局部疼痛，患者为了避免疼痛，保护性地减少胸部活动，减少咳嗽，从而导致痰液聚集于呼吸道，久而久之形成痰栓，阻塞气管，导致急性肺不张。若不及时处理，可导致患者严重缺氧，造成急性呼吸衰竭，威胁患者的生命安全。另外，若肺不张得不到及时纠正，肺复张不完全，也将影响今后的肺功能。所以对肺不张患者应当尽快给予纠正。

在以往临床治疗中，若发生肺不张，多采用雾化吸入让患者咳痰，若不能复张者，用纤维支气管镜下吸痰帮助肺复张。采用以上方法大多有效，但在以上处理的基础上，加用口服中药清气化痰汤不仅可以提高肺复张率，而且可以加快复张时间。从我们治疗的情况看，治疗组治愈率为 92%，对照组为 75%。治疗组平均肺复张天数为 1.73d，对照组为 2.29d，有较显著的差异。

治疗方法：

患者均在诊断肺不张后常规吸入高浓度氧气，并采用纤维支气管镜下吸痰，用生理盐水每次 20mL 反复冲洗发生肺不张的支气管腔。冲洗完毕后通过纤维支气管镜在支气管腔内注射庆大霉素 8 万单位，地塞米松 5mg。治疗组在行以上治疗后，以清气化痰汤加减治疗。

【常用方药】

药物组成：胆南星 15g，半夏 10g，瓜蒌 10g，陈皮 10g，杏仁 10g，枳实 10g，茯苓 10g，黄芩 10g，丹参 10g。每日 1 剂，分 3 次服用。

清气化痰汤出自《医方考》一书，具有清热化痰、下气止咳的作用，主要用于痰热内结，黏稠难咳，胸膈痞满，气急喘促之证。方中胆南星清热化痰、下气止咳；黄芩、瓜蒌清热泻火；杏仁降气、枳实破气，使肺气得以宣降；半夏化痰、茯苓利湿，使痰湿得以祛除；方中加用丹参活血化瘀，改善肺部血液循环。诸药合用，共奏清热利气化痰之功，使气顺则火降，热清则痰消，痰消则火无所附，诸证悉除。

十二、肺间质纤维化

中医……治疗特发性肺间质纤维化

韩　萍医师（青岛市海慈医疗集团，邮编：266033）采用中医治疗特发性肺间质纤维化，取得了一些较好的疗效，现将其体会整理如下：

【绝技妙法】

中医传统著述中，没有与肺间质纤维化完全相对应的病名，一般将其列入咳嗽、痰饮、肺痿、肺胀等门中。张纾难教授认为肺间质纤维化应属于“瘀血肺痿”的范畴，乃由外邪伤气或内伤肺气等多种原因使肺之宣肃失职、痰瘀碍气而成。王海彤等主张本病当以肺脾肾或气虚或阴虚或气阴两虚为本虚，以痰浊、瘀血、火热为邪实。经云：“正气存内，邪不可干”，卫外不固，外邪易袭，尤其是风湿之邪，痹阻肺络，加之瘀血内阻，肺气失宣，气不布津、聚而成痰，气道不洁而咳嗽频作——肺泡炎期。久延及肾，肺肾气虚，痰蕴久化热，热伤阴津，且血瘀更加明显，渐成肺肾气阴两虚夹痰浊瘀热蕴肺，症见咳嗽，白痰或痰黄难以咯出，气喘、胸憋闷，甚则口唇爪甲发绀，舌紫暗，舌下脉络瘀滞——肺纤维化期。综上所述，其病机特点是正虚为本，瘀血、痰、热为标。

【常用方药】

立法用药：

(1) 清热豁痰

主症：咳嗽，痰少而黏或黄，不易咯出，痰出则咳喘即有缓解，舌苔白腻或黄腻，治疗可重用黄芩、桑白皮等以清肺热，黄芩可用30g，其他药物15g左右。桔梗、浙贝、天竺黄、生苡仁、蛤壳、浮海石，稀化痰液，促进痰液排出，浙贝、苡仁用量在20～30g，米仁可用达60g，重点在于稀化痰液。热清痰液出，肺泡洁净，间质水肿改善，有利于血气交换，提高血氧分压。现代药理研究亦证明，清热解毒药具有抑制免疫反应的作用，非常适用于本症的治疗。

(2) 活血化瘀

研究表明，活血化瘀不仅能够调控免疫反应，抑制纤维化的形成与发展，同时改善肺微循环，提高动脉血氧分压。此外，尚能改善药物分布，促进药物吸收。川芎在抗纤维化方面疗效尤佳，故用量宜大，一般15～18g。联合使用活血化瘀药有协调作用。亦可选用针剂如川芎嗪、丹参针、刺五加针静滴。

(3) 扶正固本

IPF在疾病发展过程内因是正气虚，补法是治疗IPF的关键，只有扶正固本才能提高机体免疫状态，增强机体抗病能力，以达到扶正祛邪的目的，此所谓“正气存内，邪不可干”。采用益气养阴、补肾纳气之法。但在整个病程中始终存在“痰”与“瘀”，应遵循“补虚不忘祛痰”、“益气必参活血”、“养阴需加清热”之原则。在补益之剂中加用清肺化痰、活血化瘀之品。通过扶正祛邪，调节机体免疫状态，提高抗病能力，降低炎症反应，减少感冒诱发的病情加重。

中医……治疗肺间质纤维化

王小平、李晓光、甘丽虹等医师（第二炮兵总医院，邮编：100088）应用中医治疗肺间质纤维化，取得满意疗效。

【绝技妙法】

肺间质纤维化属于中医肺痿范畴。清代尤在泾《金匮要略心典·肺痿肺痈咳嗽上气病》中说“痿者萎也，如草木之枯萎而不荣，为津烁而肺焦也。”并将“咳吐浊涎沫、气短、反复发作”列为本病的中心证候特征。

【常用方药】

辨证分型论治。

(1) 燥热伤肺型

干咳无痰，痰中带血丝，咳甚胸痛，鼻燥咽干，舌尖红少津，苔少或薄黄，脉数。无痰者便是火热，只宜清之。无痰者清金降火，开郁润燥。拟宣通肺气，清肺润燥：沙参、麦冬、百合、浙贝母、杏仁、丹参、鸡血藤、桑叶、当归、菊花。

(2) 痰浊阻肺型

咳喘痰多呈泡沫状，气短、喘息、胸闷，以劳累后加重，乏力，纳差，恶风多汗，日久化热，咯黄黏痰，舌质淡，苔白腻或黄腻，脉濡滑。肺气虚损，病久伤至肺阳，并及于脾肾。肺气虚津液不能敷布，脾气虚不能运化水湿，反为痰涎。拟燥湿化痰，健脾补肾：半夏、陈皮、厚朴、茯苓、黄芩、生薏苡仁、苏子、桑寄生、枸杞子。

(3) 气滞血瘀型

咳嗽吐浊唾涎沫，痰黏或咯痰带血，胸闷气短，唇甲青紫，舌质暗红，或有瘀斑瘀点，脉沉细而涩。久病肺气虚弱，肺虚则宣肃失职，气机不畅，滞于胸中则生瘀血。拟宣肺理气活血化瘀：黄芩、杏仁、陈皮、炙枇杷叶、前胡、桑白皮、丹参、赤白芍、川芎、当归、炙甘草。

(4) 气阴两虚型

喘憋气短，气怯声低，咳声低弱，咳痰稀白，汗出畏风，呛咳痰少质黏，烦热，咽喉不利。可伴纳差便溏，肢倦乏力，呼多吸少，气不得续，动则喘甚，形瘦神疲，舌红少津，脉数无力。肺之气阴虚损不愈，殃及脾肾。拟益气养阴，健脾补肾：西洋参、黄芪、生地、麦冬、阿胶、女贞子、苏子、清半夏、枸杞子、桑寄生、茯苓、陈皮、炙甘草。

通肺活血汤……治疗特发性肺纤维化

魏耕树、强宁侠医师（陕西中医学院附属医院，邮编：712083）采用中药活血化痰通肺络治疗特发性肺纤维化，疗效满意。

【绝技妙法】

肺间质纤维化在祖国医学中称“肺痹”。痹者，痹阻不通之意也。《黄帝内经・痹论》记载：皮痹不已，内合于肺，则为肺痹……淫气喘息痹聚在肺，肺痹者，烦满喘而呕。经多年的临床观察研究认为，瘀血为痹阻于肺络的基本病理产物。

治疗方法：

两组患者全部用糖皮质激素治疗。强的松每日 30 ~ 60mg，口服，少数患者开始时短期静脉应用，4 例危重患者早期用甲基强的松龙冲击治疗 3 ~ 5d 后改服强的松。低氧血症者给予氧疗，合并感染者加用抗生素。

治疗组在以上治疗基础上口服中药汤剂，自拟通肺活血汤。

【常用方药】

药物组成：生黄芪30g，银花、丹参、茯苓、薏苡仁各15g，当归、葶苈子、枳壳各12g，桃仁、旋复花、红花各10g。

随证加减：

气虚者加用太子参15g，白术12g等；阴虚者加玄参12g，沙参15g等；痰湿盛者加用莱菔子10g等；痰热盛者加胆南星12g，黄芩10g，每日1剂，水煎300mL，早、晚分服。

两组疗程均为1个月，治疗前后分别停吸氧30min，采桡动脉血做动脉血气分析，治疗前后各测定肺功能1次，观察临床症状及舌脉并详细记录。

治疗上以活血化痰，宣通肺络为治疗总则，随证加减。选择红花、丹参、当归、桃仁行血，通调血脉流行经络以通肺络，茯苓、薏苡仁、葶苈子祛湿化痰。

传统药性认为生黄芪补五脏诸虚，在这里还取其“能通调血脉，流行经络……”的作用，生黄芪与银花相合，药性甘凉，气味平和，并可加强通利血脉的作用。中医认为：“凡通脉者必先养血”，与当归合用则有通利血脉兼养血之功。旋复花活血通络加强宣肺开痹作用，枳壳破气下行。现代药理研究表明生黄芪、当归皆可调节免疫功能，其中生黄芪、丹参有逆转肺、肝纤维化的作用。

如意定喘片加润肺平喘汤……治疗肺间质纤维化

朱雅萍医师(天津市红桥中医医院，邮编：300132)应用如意定喘片加润肺平喘汤治疗肺间质纤维化，取得较好疗效。

【绝技妙法】

肺间质纤维化属中医肺痿范畴，《金匮要略心典·肺痿肺痈咳嗽上气病》注说："痿者萎也，如草木之萎而不荣"，非常形象地描述了肺间质纤维化的临床指征。如《高注金匮要略·肺痿肺痈咳嗽上气病》："虚则补其母，非温脾胃之中土以温肺金，无他法也，重用甘以守中之甘草，使之径趋脾胃，佐以辛温之干姜，是直从中土，升其生金之化。"启发我们温中健脾以抑生痰之源，宣肺化痰以开储痰之器，发挥如意定喘片宣肺化痰定喘为主的作用，兼以益气养阴。配合润肺平喘汤以温脾胃之土而润肺金。

【常用方药】

采用中成药如意定喘片：党参、黄芪、天冬、麦冬、熟地、五味子、蛤蚧、地龙、麻黄、葶苈子、蟾酥、洋金花等21味，每日3次，每次3片。配以润肺平喘汤以温中健脾、润肺平喘，药物组成有：陈皮、半夏、干姜、苏子、白芥子、白果、桔梗各10g，茯苓、浙贝各20g，穿山龙、黄芪各30g，砂仁、山药、淫羊藿、甘草各15g等，每日1剂，分早、晚服用，1个月为1个疗程。

如意定喘片加润肺平喘汤组合用药中，陈皮、半夏、茯苓燥湿健脾化痰平喘，干姜、淫羊藿、五味子温脾润肺，麻黄、葶苈子、蛤蚧、蟾酥、白果、洋金花、穿山龙、苏子、浙贝、白芥子宣肺化痰定喘，党参、黄芪、天冬、麦冬、熟地益气养阴，甘草、砂仁、山药健脾和中。全方中突出重用黄芪以补肺益气，据现代药理学研究证实黄芪能改善肺功能，清除氧自由基，从而增加细胞对缺氧的耐受性作用，充分体现宣肺与润肺协同，温中健脾与益气养阴并举之功效，临床治疗肺间质纤维化取得良好疗效。

益气化纤汤……治疗特发性肺纤维化

李玉盛、马淑荣医师（辽宁大连市中医医院，邮编：116013）应用益肺化纤汤治疗特发性肺纤维化患者，疗效尚好。

【绝技妙法】

特发性肺纤维化以咳嗽、咯痰、呼吸迫促为主要临床表现，中医可将其列入“咳嗽”、“喘证”、“痰饮”、“肺痿”、“肺胀”等范畴。中医病机认为，本病为致病因素侵入人体，留滞肺内，损伤肺脏，继而累及于肾，造成肺肾俱虚，病初在气，久则及血，病机涉及气阴两虚、痰瘀互结等方面，但总属本虚标实，本虚为肺肾气阴两虚，标实为痰瘀蕴肺，而以本虚为主。根据肺纤维化的病因病机拟定了益气养阴、化瘀祛痰的治法，自拟益肺化纤汤治疗。

【常用方药】

益肺化纤汤药物组成：黄芪 15g，太子参 15g，当归 15g，款冬花 15g，麦门冬 10g，五味子 10g，丹参 10g，三七 10g，苏子 10g，炙甘草 5g。

随证加减：

若咳甚者加百部 15g，杏仁 10g；痰火盛加黄芩 15g，鱼腥草 15g；苔腻湿盛者加苍术、白术、茯苓各 10g；胸闷者加郁金 15g，枳壳

15g；痰中带血者加制大黄 5g，白及 10g；伴气喘者加葶苈子、射干、炙麻黄各 10g；火盛者加水牛角、生石膏各 15g，生地 30g；津伤者加芦根、花粉各 15g；兼外感者加银花、连翘各 20g，桑叶 10g。

将上药水煎煮取药液 250mL。每日分 2 次口服。4 周为 1 个疗程，3 个疗程后观察疗效。治疗期间，原则上不用激素、抗生素，原用激素者逐渐撤停。若有严重感染或缺氧明显者，配合给予抗生素、吸氧、输液等疗法。

益气化纤汤中，黄芪味甘微温，入肺脾经，功能补中益气，主治内伤劳倦；太子参治肺虚咳嗽，主气虚肺燥（《本草再新》），共为君药；当归养血活血行气，三七、丹参行瘀血敛新血，祛瘀生新而助君药补益之力；麦冬、五味子养阴润肺治肺燥咳嗽，助君药润肺之功；苏子、款冬花味辛性温，专主下气消痰定喘；炙甘草润肺解毒，调和诸药。全方标本兼治，共奏益气养阴、化瘀祛痰之功。

抗纤汤……治疗特发性肺纤维化

米烈汉（陕西省中医药研究院，邮编：710003）、孙秀珍医师采用自拟抗纤汤治疗特发性肺纤维化，取得了一定的疗效。

【绝技妙法】

中医学文献中虽无肺纤化这一病名记载，米烈汉医师参阅古籍，认为它是属于祖国医学“肺痿”、“肺痹”之范畴。关于类似本病临床症状和体征，早在《黄帝内经》中已有记载。根据患者的临床症状及病理改变，此为邪阻于肺，络脉不通，肺失宣降，气虚血瘀，即现呼吸困难，动则气短，喘憋等症状，临床辨证分型认为是邪阻肺络，气虚血瘀。治疗主要以益肺通络，活血化瘀。方以抗纤汤治疗。

【常用方药】

抗纤汤药物组成：红参 10g，苏子 10g，生甘草 10g，沙参 30g，丹参 30g，黄芪 30g，鸡血藤 30g，当归 15g，川芎 15g，百合 15g，内金 15g，砂仁 6g，冬虫夏草 6g。

煎服方法：

每日 1 剂，每剂加水 400mL，大火煮沸，温火煎煮 30min，过滤出 200mL，煎 2 次量共 400mL，每次 200mL，早、晚温服。30d 为 1 个疗程，连服 3 个疗程。

抗纤汤所选药物以现代药理研究具有逆转肺纤维化的药物和具有调节免疫功能的药物为主要依据。方中红参、沙参、黄芪、百合、甘草、鸡血藤、苏子、冬虫夏草益肺通络，以增强机体免疫力，改善肺纤维化症状；丹参、川芎、当归活血化瘀，以抗肺组织纤维化；内金、砂仁健脾消食，苏子降气祛痰，以增强整体调节功能。诸药合用，具有益肺通络，活血化瘀之功效。治疗肺纤维化之作用。

黄芪桃红汤……治疗特发性肺纤维化

蒋云峰医师（江苏泰州市中医院，邮编：225300）以自拟黄芪桃红汤治疗特发性肺纤维化，疗效满意。

【绝技妙法】

特发性肺纤维化属祖国医学喘证范畴，是由于肺气亏虚，日久不愈，累及心肾，血脉瘀阻所致，为本虚标实之证，故益气活血是治疗特发性肺纤维化的基本法则。

治疗方法：

以中药黄芪桃红汤加减治疗。

【常用方药】

药物组成：黄芪 30g，桃仁 10g，红花 6g，川芎 15g，丹参 15g，当归 10g。阳虚者加桂枝 10g，附子 10g，阴虚者加沙参 15g，百合 20g。日 1 剂，水煎 2 次，早、晚分服，15d 为 1 个疗程。

自拟黄芪桃红汤以黄芪、当归补气补血，顾扶正气，增强和调节机体免疫能力。桃仁、红花、川芎、丹参活血化瘀，具有促进血液循环，提高血氧含量的功能。阳虚者加桂枝、附子以温阳通脉，顾护五脏，阴虚者加沙参、百合滋阴纳气。特发性肺纤维化在呼吸系统中属病因不明，西医治疗疗效不理想，预后差，患者痛苦大的一种疑难疾病，所以临床一定要掌握好激素、免疫抑制剂、机械通气的适应证，只有合理运用好中西医结合的方法，才能提高本病的生存率。

【验案赏析】

刘某，男，56 岁，干部。患者因出现进行性呼吸困难 3 个月，伴干咳少痰、紫绀入院。胸片示：双下肺呈网状样改变，伴有多发小结节，肺功能提示限制性通气功能障碍，血气分析为低氧血症，确诊为特发性肺纤维化。西药激素、抗菌止咳及免疫抑制剂治疗未见缓解，改用中药治疗。诊见：乏力肢寒，自汗纳差，气喘气急，动则尤甚，干咳少痰，紫绀，苔薄，脉细涩。

此乃肺虚气失所致，久而累及心肾阳虚，血脉瘀阻。治拟益气活血扶阳。黄芪桃红汤加桂枝 10g，附子 10g。服药 1 周后症状缓解，肢暖汗止。桂、附减量继服 1 个月，诸症明显缓解，肺功能、血气分析均有好转。去桂枝、附子继服以巩固疗效，随访 6 个月病情未见恶化。

桃莪丹汤为主……治疗特发性肺间质纤维化

邱志楠、潘俊辉、喻清和等医师（广州医学院附属第一医院，邮编：510120）应用化瘀祛痰的自拟方桃莪丹汤为主治疗特发性肺间质纤维化患者，疗效满意。

【常用方药】

自拟桃莪丹汤药物组成：桃仁、莪术、丹参各10g，半边莲、黄芪各20g，淫羊藿12g。

随证加减：

肺肾阴虚痰瘀型加西洋参、天冬各10g，百合20g。肺脾气虚痰瘀型加白术、紫菀、防风各10g。痰瘀内阻型加郁金、款冬花、浙贝母、海底椰各10g。用法：水煎服，1剂/d，连服6个月，并配合泼尼松30～40mg/d，3～6个月，环磷酰胺100～150mg/d，口服。

对于IPF的治疗应抓住肺痿，肺气亏虚，痰瘀互结这个病机，才能取得较好疗效。肺气亏虚是本病重要病机之一，黄芪益气升阳，能有效增强肺脏免疫功能，促进细胞生长旺盛，对肺间质纤维化的康复有积极意义，黄芪的补气作用还表现在对渐进性呼吸困难的改善作用。厌食、乏力也是患者要求解决的症状之一，淫羊藿的临床应用，能有效的改善患者的食欲与疲乏。莪术、桃仁功专破瘀活血，擅荡涤气血瘀滞所致癥瘕积聚，对肺间质炎症的吸收有良好作用。丹参活血祛瘀，改善微循环，降低毛细血管通透性，促进肺泡炎症吸收，有效减缓肺间质纤维化。半边莲清热解毒，平喘止咳，对刺激性干咳有良好的抑制作用。亚急性和慢性IPF一般在早期应用糖皮质激素和细胞毒性药物治疗，都能明显改善症状，但对病情的真正缓解无肯定作用，此时若介入中药的有效治疗，不但可以改善呼吸困难，干咳，纳呆，乏力的症状，而且对白细胞的提高及肺间质纤维化的减缓均有明显作用。由此可见中西结合治疗 IPF 是一条值得继续探讨的治疗途径。

补气通肺汤……治疗特发性肺纤维化

张天嵩（上海中医药大学，邮编：200032）、赵子贤、马君医师用补气通肺汤以治疗特发性肺纤维化（IPF），效果满意。

【绝技妙法】

本病属祖国医学的“短气”、“喘证”、“咳嗽”、“肺痿”、“肺胀”等范畴。病机复杂，初期由致病因素侵入人体，留滞肺内，损伤肺脏，继而累及肾脏；病位初在气，久则及血，痰瘀内生，痰瘀蕴久化热，此等邪实进而造成正虚。由正虚，加上长期应用激素，机体免疫机能低下，易致外邪侵犯，形成恶性循环局面。其病机症状有如清・王九峰所云：“肾虚则气不归根，肺损则气失所附……喘鸣肩息，动劳益甚”，“肺合皮毛，风邪易袭，皮毛先受风邪，邪气以从其合。肺中津液不归正化，凝结为痰，屡有伤风、咳嗽、气促之患”。由于病机复杂，难以用单一治则治法组方取效，应力求在整体上兼顾病机的诸多方面。

【常用方药】

补气通肺汤药物组成：党参、黄芪、沙参、当归各 15g，丹参 18g，川芎 12g，麦冬、桑白皮、杏仁各 10g，白果、黄芪、半夏各 9g，炙麻黄、甘草各 6g。

随证加减：

咯痰量多色黄或黏白者加金银花、鱼腥草各 30g，咳甚者加紫菀、款冬花各 12g,咳甚属瘀所致者加全蝎、僵蚕各 9g,肾虚甚者加山萸肉、枸杞子各 15g。每日 1 剂,服 1 个月为 1 个疗程,2 个月为 1 个观察期。

治疗期间,原则上不用激素、抗生素,原用激素者逐渐撤停。若有严重感染或缺氧明显者,配合给予抗生素、吸氧、输液等疗法。

补气通肺汤中党参“力能补脾益胃,润肺生津,鼓舞清阳,振动中气”以为君;黄芪补正气之虚,沙参甘淡而寒,益肺与肾,麦冬安补肺气,助胃补肾,能治羸瘦短气,上 3 药为臣药,助党参益气养阴,寓补土生金、后天养先天、金水相生诸义,当归、丹参、川芎活血化瘀,桑白皮、黄芪、半夏清热化痰止咳,共为佐药;麻黄配杏仁,一升一降,宣降肺内郁阻之气,又麻黄伍白果,宣肺而不伤正,三者相合以顺肺脏宣肃之性,甘草调和诸药,共为使药。诸药相伍,共奏益气养阴、活血化瘀、清热化痰定喘之功。

温润养血方……治疗特发性肺间质纤维化

王海峰医师(南京中医药大学,邮编:210029)采取温润行气、生津化燥、养血活血为治法,以自拟温润养血方治疗特发性肺间质纤维化,取效满意。

【绝技妙法】

IPF 的发病多为散发,且预后较差。现代医学迄今尚乏有效的治疗手段。中医虽无本病的记载,但相关的认识散见于“肺痿”、“肺胀”、“喘证”、“咳嗽”、“肺痹”等证的论述之中,究其病机,总属因虚致实,肺失清润之机,气血运行不畅,故温润行气、生津化燥、养血活血乃是其治疗大法。

【常用方药】

温润养血方组成：黄芪、太子参、当归、熟地、款冬花各15g，麦门冬、紫丹参、三七、苏子各10g，桂枝、蛤蚧、炙甘草各6g。

随证加减：

咳甚者加蒸百部15g，杏仁10g；痰火盛加金荞麦20g，鱼腥草15g；苔腻湿盛者加苍术、白术、连皮茯苓各10g；气虚明显者加黄芪、太子参各15g，胸闷者加郁金15g，枳壳12g；痰中带血者加制大黄6g，白及10g；伴气喘者加葶苈子、射干、炙麻黄各10g；火盛者加水牛角、生石膏各15g，重用生地30g；肝火盛者加丹皮、炒山栀各15g，青黛10g；肺热盛者加金荞麦、鱼腥草各20g；津伤者加芦根、花粉各15g；咳甚者加马兜铃、百部各15g；颧红潮热者加青蒿、知母、地骨皮、白薇各10g；兼外感者加银花、连翘各20g，桑叶10g；痰多者加黛蛤散（包）15g，象贝10g，制大黄6g。

将上药用300mL水浸泡30min，水煎煮取2次得药液250mL。每日早、晚分2次口服。4周为1个疗程，3个疗程后观察相关结果。

温润养血方中，君药黄芪味甘微温，入肺脾经，功能补中益气，主治内伤劳倦；三七、丹参行瘀血敛新血，祛瘀生新而助君药补益之力；麦冬、当归、熟地养阴润肺治肺燥咳嗽，助君药润肺之功；太子参、桂枝、蛤蚧治肺虚咳嗽，主气虚肺燥；苏子、款冬花味辛性温，专主下气消痰定喘；炙甘草润肺解毒、调和诸药。全方标本兼治，共奏益气润肺、化瘀解毒之功。此外，临床观察发现，本方尚有以下两个方面作用：调节免疫功能，通过对IPF患者治疗前后免疫球蛋白的观察，发现本方是通过调节患者的体液免疫，达到扶正祛邪的效果。改善血液流变学，通过测定20例患者血液流变学指标，发现治疗后各指标得以改善，其中全血黏度和纤维蛋白原的改变有统计学意义。

十三、胸膜炎

加味升降散……治疗结核性渗出性胸膜炎

魏耕树、强宁侠医师（陕西中医学院附属医院，邮编：712083）采用抗痨小剂量激素配合中药汤剂治疗结核性渗出性胸膜炎，疗效满意。

【绝技妙法】

结核性渗出性胸膜炎所致的胸腔积液在祖国医学中属“悬饮或支饮”的范畴。《金匮要略》“痰饮咳嗽病脉证兼治”其论指出“饮与水流在胁下，咳唾引痛，谓之悬饮”，又曰：“咳逆倚息，短气不得卧，其形如肿，谓之支饮”，其病因病机多认为是外感寒湿、劳倦伤气导致肺失宣降、气滞水阻，治法是以升调气机、宣肺逐饮为主。

治疗方法：

抗痨选用雷米封 0.4g+ 肌苷注射液 0.4g，静脉点滴，每日 1 次，口服利福平 0.45g，每日 1 次，吡嗪酰胺 0.5g，每日 3 次，强的松 10mg，每日 2 次，肝太乐 0.1g，每日 3 次，胸腺肽 40mg，静脉点滴，每日 1 次。入院第一天均行胸穿，胸水分别送常规生化及病理检查，抽出胸水量 300 ~ 800mL。

在以上基础治疗上加服中药汤剂，方用加味升降散。

【常用方药】

药物组成:僵蚕、姜黄、蝉衣、炙百部各10g,生大黄(后下)6~10g,茯苓皮12g。

随证加减:

乏困无力明显者加黄芪、黄精各30g,白术10g;午后发热者加柴胡、知母、黄柏各10g;咳唾引痛明显者加香附、川芎、枳壳各10g;胸胁胀满不能平卧者加白芥子、泽泻、葶苈子各10g;纳差苔厚腻者加焦三仙、厚朴、鸡内金各10g。

均21d为1个疗程,治疗前后分别B超胸水定量,观察临床症状及舌脉并详细记录。

"升降散"是清代医家杨栗山《伤寒瘟疫条辨》中治疗瘟疫15方中的首剂,组方精当,疗效显著,临床被广泛应用。其中僵蚕味辛气薄,能升阳祛风,清热解郁;蝉衣疏风清热,通散郁热,宣肺止咳,二者相配,宣肺利水,以通条水道;姜黄行气散结,宣通气血,用以治疗气血不畅的胸胁胀闷;大黄苦寒,能解毒祛水,治里通下,活血化瘀,使热祛毒解瘀化。总之升降散一升一降,调畅气机,既升清阳又降浊气,既宣肺气又散郁水。再加茯苓皮利水化湿,炙百部宣肺止咳,共达升调气机,宣肺逐饮的目的。现代药理研究,炙百部有明确的抗结核作用,蝉衣有解热作用,姜黄、生大黄有抗炎作用,而且随证加味则更能体现中医辨证施治的原则,使之疗效更好。加用胸腺肽提高免疫力,以增强抗痨的疗效。

三物白散……治疗结核性渗出性胸膜炎大量积液

刘维强、武家骥、刘 佳医师(黑龙江省依安县中医院,邮编:161500)采用三物白散治疗结核性渗出性胸膜炎大量积液，疗效明显。

【绝技妙法】

三物白散出自《伤寒论》141 条“寒实结胸、无热证者，与三白小陷胸汤，为散亦可服”。原方治寒痰冷饮聚结于胸膈，有温寒逐水、涤痰破结之功。

【常用方药】

采用中药三物白散泻水以治标，配合抗结核西药以治本之法。三物白散：巴豆霜、川贝末、桔梗末各等量装入胶囊，每粒 0.3g。首次量 0.6g，每日服 2 次，早、晚温开水送服。若泻下不多，可饮热开水以助药力；若无泻下，可视病情加大药量，最大用量为 1.2g，或用葶苈子 50g，大枣 10 枚煎汤 150mL，送服三物白散；若泻下不止，服冷米汤 1 杯可减缓泻下之势。服药期间密切观察药后反应，详细记录大、小便的排出量，定时 X 线胸透或摄胸片，观察积液的消失情况。积液一旦消失，即刻停服中药。在服用中药同时，口服抗结核西药和静脉滴注异烟肼、地塞米松，肌注链霉素，防止积液复发和胸膜粘连。

治疗结果：

服中药后，积液消失时间最短 24h，最长 8d，平均 5.5d。10 例中显效者 7 例，良效者 3 例；除 1 例积液消失后因未及时用抗结核药而复发外，其余全部治愈，半年后随访均无复发。

方中巴豆为君，攻逐水邪，斩关夺门；佐贝母散胸之结；以桔梗为使，载巴豆上行，搜逐胸中之邪。三物合用可攻逐瘀积胸肋之水液，荡涤三焦之浊邪。不利，可进热粥 1 杯；利下不止，可进冷米汤 1 杯，可行可止。本方较十枣汤治疗渗出性胸膜炎，利水既快又彻底，无明显副作用，安全可靠。十枣汤往往经 1～2 周或更长时间方能将胸水利尽，副作用大，多有胃肠刺激症状。十枣汤中大戟，甘遂、芫花均有毒，以泻五脏之水达到泻胸中之水的目的。三物白散方中巴豆有毒，但去油制霜后毒性明显减轻，逐水功力未减，配桔梗升提肺气、贝母消郁散结，就利胸中之水而论，确实较十枣汤为优。

【验案赏析】

刘某，女，22 岁。于 1989 年 11 月 10 日初诊。咳嗽气短，胸肋胀痛，经 X 线摄胸片，确诊为结核性渗出性胸膜炎、胸腔积液至左胸第二肋缘下。因经济困难，患者未能及时住院接受治疗，于 1989 年 11 月 15 日复来就诊：咳唾息促，胸肋胀痛，舌质淡红，苔薄白，脉沉弦，收住院治疗。

15 日上午 9 时 45 分，温开水送服三物白散 0.6g，服药后 1h，自觉胸中灼热，肠鸣漉漉，左侧胸肋有流水声，余无任何不良反应。至下午 3 时仍无大便，原方加倍，1.2g 温开水送服。于下午 3 时 35 分觉腹中灼热微痛，肠鸣加剧，大、小便各 1 次，大便呈水样、色淡黄约 1500mL，小便约 300mL，便后腹痛消失，但仍肠鸣漉漉，左胸肋有流水声。

于下午 7 时 20 分，又大、小便 1 次，大便纯水样约 1500mL，小便约 250mL。便后无不良的反应，自觉胸肋胀痛、咳唾息促明显减轻。同时口服利福平、吡嗪酰胺，静脉滴注进口链霉素、异烟肼、地塞米松。11 月 16 日复诊：患者自诉于早晨 6 点左右大便 1 次，水样便约 2000mL，小便 300mL，一夜睡眠佳，咳唾息促、胸肋胀痛消失。上午 8 时 50 分 X 线胸透，报告心肺正常，胸腔积液消失。复摄胸片，上午 10 时 10 分 X 线片报告：心肺正常，积液消失。于是停服中药。

11 月 20 日、11 月 24 日、12 月 1 日 X 线摄胸片均示“心肺正常，无积液”，同意出院。继续服用抗结核药半年，随访获痊愈。

悬饮汤……治疗渗出性胸膜炎

郑青松、郑哲杰医师(吉林延吉市青松中医门诊部,邮编:133000)运用自拟悬饮汤治疗渗出性胸膜炎,疗效良好。

【常用方药】

悬饮汤基础方:白术20g,白芍20g,桑白皮15g,地骨皮15g,黄芩15g,柴胡10g,杏仁15g,瓜蒌15g,桔梗15g,苡米20g,元胡15g,泽兰15g,半夏15g,枳壳15g,茯苓15g,每日1剂,水煎2次服。

治疗结果:

痊愈:临床症状及体征消失,胸部X线检查、肋膈清晰或胸腔积液完全吸收为痊愈。

显效:临床症状明显消失,肺部X线检查,胸腔积液未完全吸收为显效。

无效:临床症状减轻,但X线检查无改变为无效。

共治患者80例,全愈76例(84.5%),显效1例(4%),无效3例(11.5%),总有效率(88.5%)。

【验案赏析】

患者,女性,27岁,职员。自诉:最近5~6d来恶寒、发热、咳嗽、胸痛,到某院诊断为:“急性支气管炎”,经西药、中药,散剂,治疗未见效。2002年9月5日来我院就诊。查:发热(38℃),咳嗽气促,伴胸胁痛,口干、尿黄、便秘、脉数微弦、舌质红、苔黄厚腻。左侧呼吸明显减低,叩诊呈浊音、X线示中量积液。诊断为左侧渗出性胸膜炎。属中医的悬饮范畴,治以攻逐水饮、清肺、行气活血,方用自拟悬饮汤加味。

药物组成：桑白皮 15g，紫菀 15g，银花 20g，白术 20g，白芍 20g，地骨皮 15g，黄芩 15g，柴胡 10g，杏仁 15g，瓜蒌 15g，桔梗 15g，苡米 20g，元胡 15g，泽兰 15g，半夏 15g，枳壳 15g，茯苓 15g，火麻仁 15g，桃仁 10g，红花 5g。5 剂，每日 1 剂，水煎服 2 次。

服药 5d，体温降至 37℃，胸胁痛、咳嗽气促有明显减轻。原方加味继服 30 剂，日服 1 剂，服药后诸症悉除。经 X 线复查，积液吸收清晰。为巩固治疗，此后加味香砂六君子汤调服 1 个月。

活血逐饮汤……治疗胸膜炎

白步云医师（陕西省户县甘亭镇西街，邮编：710300）采用活血逐饮汤治疗胸膜炎胸膜肥厚粘连积水，结果总有效率 98%。提示本方具有活血化瘀，开胸逐饮的功效。

【绝技妙法】

胸膜炎、胸膜肥厚粘连、胸膜腔积液属于祖国医学“胸痹”、“悬饮”、“胸水”等范畴。胸胁为气机升降之道，饮停胸胁，脉络受阻，气机不利，胸阳不振，气滞血瘀，发为胸痹胸水。《金匮要略·胸痹心痛短气病》篇说；“胸痹之病，喘息，咳唾，胸背痛，短气，寸口脉沉而迟……”《类证治裁·胸痹》也说：“胸痹胸中阳微不运，久则阴乘阳位而为痹结也。”

【常用方药】

活血逐饮汤药物组成：丹参 30g，桃仁、红花、当归、川芎、川牛膝、柴胡、桔梗、枳壳、瓜蒌、制半夏、薤白各 10g，葶苈子15g，甘草5g，大枣5枚，生姜3片。水煎服，每日1剂，15d为1个疗程，一般服药2～4个疗程。

治疗结果：

治愈45例，好转4例，无效1例，治愈率90%，总有效率98%。

自拟方活血逐饮汤中，丹参、桃仁、红花、当归、川芎活血化瘀；川牛膝祛瘀血，通血脉，且引瘀血下行；柴胡疏肝散郁结；桔梗、枳壳开胸行气，使气行则血行；瓜蒌、制半夏祛痰散结；薤白通阳行气；葶苈子泻肺逐饮，下气平喘；甘草调和诸药。临床上运用本方治疗胸膜炎、胸膜肥厚粘连、胸膜腔积液，对于促使胸膜炎症的消除，促使胸膜肥厚黏连的消散，促使胸膜腔积液的吸收，促使胸痛气短等临床症状体征的消失，免除后遗症、防止复发等方面，均能取得良好的疗效。

【验案赏析】

案1：张某，男，16岁。1994年3月9日诊。自述胸胁胀痛3月余，气短息促，咳唾，转侧身体、加深呼吸时胀痛气短加重，潮热纳差，神疲倦怠，舌质黯红、苔白，脉沉细弦。B超报告：胸膜炎，胸膜肥厚粘连，胸膜腔积液12cm×10cm。

曾在某医院静脉滴注“先锋5号”，行“胸膜腔穿刺抽液术”数次，症状体征无明显改善。中医诊断：胸痹、胸水；证属气滞血瘀，饮停胸胁；治拟活血化瘀，宣痹散结，行气逐饮法；方用自拟活血逐饮汤：丹参30g，桃仁、红花、当归、川芎、川牛膝、柴胡、桔梗、枳壳、瓜蒌、制半夏、薤白、玄参各10g，葶苈子15g，甘草5g，大枣5枚，生姜3片。水煎服，每日1剂，15d为1个疗程。服药3疗程治愈，随访8年未再复发。

案2：王某，男，28岁，1996年9月18日诊。自述胸胁胀痛4月余，咳嗽气喘，痰多黏黄，口苦纳差，潮热盗汗，体倦乏力，从事轻度体力劳动则胀痛气短加重，舌质黯红、舌苔黄腻，脉沉细滑。X线拍片和B超报告：胸膜炎、胸膜肥厚粘连、胸膜腔积液15cm×12cm。血常规：WBC 18×10^9/L。曾在某医院静脉滴注“抗生素”，口服中药及“消炎药”，行“胸膜腔穿刺抽液术”数次，症状体征无明显改善。

中医诊断：胸痹胸水。证属气滞血瘀，饮停胸胁。治拟活血化瘀，宣痹散结，行气逐饮，清热化痰法。

方用自拟活血逐饮汤：丹参30g，桃仁、红花、当归、川芎、川牛膝、柴胡、桔梗、枳壳、瓜蒌、薤白、制半夏、玄参、黄芩各10g，葶苈子15g，甘草5g，大枣5枚，生姜3片。水煎服，每日1剂，15d为1个疗程。服药3个疗程治愈，随访7年未再复发。

血府逐瘀汤……治疗胸膜炎

杨继张、王存金医师（陕西省定边县医院，邮编：718600）采用血府逐瘀汤加减治疗胸膜炎患者，疗效显著。

【常用方药】

血府逐瘀汤方药组成：当归6～9g，川芎6～9g，赤芍9～12g，生地9～12g，柴胡6～9g，桔梗6～9g，枳壳6～9g，牛膝3～6g，桃仁6～9g，红花3～6g，甘草6g。

随证加减：

胸痛甚者加延胡、川楝子、青皮；并有胸水者加芫花、大戟、甘遂、大枣各等份为细末，每服6～9g(体虚者勿用)；咳嗽、咯血、发热者去生地、牛膝加麻黄、石膏、杏仁、虎杖；便秘者加大黄、厚朴；纳差者加焦三仙；失眠者加夜交藤、合欢皮。服药最少12剂，最多48剂，一般30剂左右。

西药辅助治疗：

属肺炎所致白细胞总数升高以中性为主者，加青霉素 80 万 U、链霉素 0.5g 肌注，2 次 /d，连续 1 ~ 2 周。结核性大量胸腔积液者，每周抽液 2 ~ 3 次，并正规使用抗痨药 (2SHR/7HR)，不使用其他药物。

血府逐瘀汤具有行气活血的功能，是治疗胸膜炎及胸膜炎导致的胸膜增厚黏连最理想的有效方剂。方中桃红四物汤加牛膝能通调全身血脉；四逆散疏肝理脾，行气止痛；佐柴胡、桔梗之升，牛膝、枳壳之降，更使气血全身上下流通，里外畅行，有瘀之处，一逐无存。

据现代研究证实，活血化瘀的桃仁、红花、当归、赤芍等有改善微循环和抗炎的作用，可减少病理反应和损害。

经治疗的患者中以肺炎性、外伤性胸膜炎疗效极好，中少量积液者亦可不用抽液(除化验外)，即使大量积液者抽液次数也明显减少，尤其对胸膜增厚、粘连，能使病理性改变恢复至正常的生理功能，这是单以西医治疗可望而不可及的。说明只要症状、体征及现代检查其病理改变为气滞血瘀所致者，均可用此方加减治疗，但结核性胸膜炎患者要正规使用抗痨药。

【验案赏析】

患者，女，58 岁，教师。1 年前因结核性胸膜炎并大量积液，经市某医院抽液、抗痨、激素治疗，胸水完全消失，出院后常胸痛、气紧而久治不愈，于 1998 年 9 月 27 日来我科求治。查：呼吸急促，面唇紫绀，左胸廓稍凹陷，叩浊，呼吸音低，舌有瘀点，脉沉细涩。X 线片示胸廓畸形，左胸膜增厚、粘连，膈肌活动受限，气管向左移位。辨证：气滞血瘀。治则：活血化瘀。方药：血府逐瘀汤加丹参、青皮、延胡、川楝子，连服 48 剂后症状、体征消失，X 片示除少数钙化点外，余无异常，病情痊愈。半年后复查身体健康。

加味葶苈大枣泻肺汤……治疗渗出性胸膜炎

李建华、李智琴、闫　肃医师(陕西省岐山县中医院，邮编:722400)采用汤药葶苈大枣泻肺汤加味，配合西药抗痨综合治疗渗出性胸膜炎，在短期内消除胸水，改善临床症状，以及减少胸膜粘连，均收到了良好效果。

【绝技妙法】

胸膜炎，胸水的产生是肺气壅滞的结果，因水液停聚于胸膜内，即为胸水，古称“悬饮”。饮邪迫肺，则发咳嗽气急，呼吸迫促；气滞络阻，肺络不通，则胸痛。故渗出性胸膜炎的产生与肺气壅滞有关，这与现代医学将本病列为肺结核的Ⅴ型，属炎性渗出的观点恰为一致。

治疗方法：

采用《金匮要略》所载“葶苈大枣泻肺汤”为基本方加味。

【常用方药】

药物组成：葶苈子、桔梗、杏仁、陈皮、半夏、枳壳各10g，炙百部、全瓜蒌、炙紫菀、云苓、炒麦芽各15g，桑皮12g，甘草6g，大枣3枚。1剂/d，水煎服。

随证加减：

发热、咳嗽痰稠者加贝母、黄芩各10g，鱼腥草15g；胸胁痛甚者加郁金、玄胡索各10g，丹参15g，纳差加鸡内金、莱菔子各10g；潮热盗汗甚者加沙参、五味子各10g，地骨皮15g，牡蛎24g。

与此同时，对胸水满灌的患者。为缓其症状，配合抽放胸水，1次800mL左右，隔日1次。并给予正规抗痨治疗，以防复发。个别病例胸水消失后仍有胸痛，持续不懈。对此，我们认为属气滞痰郁，血瘀络阻，治以理气化瘀，通络止痛为主。方选《金匮要略》“旋复花汤”，原方新绛代以丹参，药用丹参 15g，旋复花 10g，葱白 3 节，再加香附、郁金、玄胡索、当归各 19g，瓜蒌 15g，桃仁 6g，鸡血藤 24g。日 1 剂，水煎服。调治 2 周可愈。正如《古今医鉴 · 胁痛》篇云：“痰积流注于血，与血相搏，皆能为痛”。

葶苈大枣泻肺汤方载于《金匮要略》，葶苈子苦寒人肺经，擅长泻肺开壅，逐饮行水，佐大枣甘温安中，缓合药性，使泻不伤正，配以杏仁、桑皮、桔梗宣降肺气以行水，紫菀、百部、瓜蒌、枳壳理气宽胸，消痰止咳，陈皮、茯苓、半夏、麦芽、甘草理气和胃，脾胃得运，饮去而喘咳气短除。

【验案赏析】

李某，女，40 岁，农民。以咳嗽，咳引胸痛，气短 3d，为主诉于 1997 年 3 月 15 日收住院。患者于 10d 前，开始出现恶寒发热，咳嗽，咳少许白痰。村卫生所按感冒、支气管炎给予青霉素肌注 1 周，但效差，渐感体力不支，咳声低微，气短，纳差，无盗汗。入院查体：T37.6℃，R28 次 /min，P96 次 /min，Bpl4/10kPa，精神极差，气短而不能平卧，右肺呼吸音清晰，左肺背部第七肋以下呼吸音消失，心音低，心律齐，未闻及病理性杂音，腹软，肝脾肋下未及，双下肢不肿，舌质淡红、苔白，脉细数。X 线片提示左胸于腋前线第 5 肋以下呈液性暗区，前后径 4.3cm。入院诊断为中医：悬饮，西医：左侧渗出性胸膜炎。给予加味葶苈大枣泻肺汤基本方加郁金、玄胡索各 10g。治疗 3d 后气短、咳嗽、胸痛明显减轻，已能平卧休息，配合抗痨治疗 9d。胸水消失，出院后继续给予抗痨治疗 6 个月，随访至今无复发及不舒感。

复元活血汤……治疗创伤性胸膜炎

袁新华医师（江西省南城县中医院，邮编：344700）运用复元活血汤为主治疗创伤性胸膜炎，疗效较为满意。

【绝技妙法】

创伤性胸膜炎系指胸胁部直接受到暴力作用而导致胸胁内部气血经络脏腑的损伤，主要由于瘀血或组织渗出液压迫胸壁筋膜所引起，日久痰因瘀生，如治疗不当，痰瘀互结，可使病情迁延难愈。正如《医宗金鉴 · 正骨心法要旨》云："凡跌打损伤，坠堕之证，恶血留内，则不分何经，皆以肝为主，盖肝主血也。"《素问 · 脉要精微论》："肝脉搏坚而长，色不青，当病坠若搏，因血在胁下，令人喘逆。"

【常用方药】

基本方：柴胡 7g，桃仁 10g，红花 10g，当归 10g，炮穿山甲 10g，葶苈子 10g，大黄（后下）10g，甘草 5g。

随证加减：

气滞症状为主者加元胡 10g，郁金 10g，血瘀为主者加田三七 10g（研末吞服），丹参 10g；咳嗽明显者加杏仁 10g，瓜蒌实 10g；大便燥结者加枳实 10g，厚朴 8g 等。

复元活血汤中用柴胡疏泄肝胆之气，当归养血活血，桃仁、红花祛瘀生新，穿山甲破瘀通络，甘草缓急止痛，大黄化瘀通腑，妙在加用葶苈子以泻肺通络，使气行则痰散瘀消，全方共奏行气活血、泻肺通络之功。

【验案赏析】

患者，吴某，36岁，男性，系南城县株良乡人。自诉于1992年11月20日因遭车祸被重物砸压背部而俯跌于地，当即感觉右胸部及背部如针刺样疼痛，深呼吸、咳嗽时加剧而入院。检查：T37.5℃，P88次/min，R29次/min，BP17/10kPa。神志清楚，痛苦面容，右侧胸背部第九肋处可见9cm×5cm青紫瘀斑，患部肿胀，触痛剧烈。胸廓尚对称，无骨擦音，胸廓挤压试验（-），X线示无肋骨骨折，右肋膈角变纯（右胸腔积液），血常规化验：Hb95g/L，RBC3.5×10^{12}/L，WBC10×10^{9}/L(N0.80，10.20). 西医诊断为创伤性胸膜炎〔右）。经用氨苄青霉素、红霉素、庆大霉素、地塞米松等西药治疗1周，未见明显效果而转中医治疗。

诊见形体壮实、右侧胸背部饱满，大便3日未解，舌质暗红、边有瘀点，苔稍黄腻，中医辨证为右胸胁挫伤（气滞血瘀证），治宜行气活血，泻肺通络．药用：柴胡7g，桃仁10g，红花10g，当归10g，炮穿山甲10g，葶苈子10g，大黄（后下）10g，元胡10g，枳实10g。服药4剂，右胸背疼痛减轻，大便已解，腻苔渐化，守上方去枳实，大黄改为6g，服至半月，右胸背部疼痛缓解，症状与体征消失，复查胸片示双肋膈角清晰，血常规化验正常，病愈出院。

破囊蠲饮汤……治疗包裹性胸膜炎

黄瑞彬医师（江苏省启东市中医院，邮编：226200）自拟破囊蠲饮汤治疗包裹性胸膜炎，疗效满意。

【绝技妙法】

包裹性胸膜炎是由渗出性胸膜炎演变而成的，特别是反复穿刺，抽吸胸水，注入药物，损伤胸膜，局部粘连，津液失布，凝结为痰，血行不畅停积变瘀，痰瘀胶固，酿成饮囊，阻于胸膜，饮邪留而不出。

【常用方药】

自拟破囊蠲饮汤：桃仁10g，莪术10g，炮山甲（先煎）10g，皂角刺10g，白芥子10g，甘遂6g，桔梗10g，全瓜蒌15g，象贝母15g，茯苓30g，生苡仁30g，生甘草6g。每日1剂，水煎，分3次于饭后1h分服。20剂为1个疗程。

破囊蠲饮汤中桃仁、莪术化瘀消积；穿山甲、皂角刺溃脓破囊，蠲饮外出；甘遂、白芥子、桔梗、全瓜蒌、象贝母、生甘草为张仲景甘遂半夏汤合桔梗汤意，涤痰逐饮，且蒌仁还能通便，使表畅里和，肺气宣肃，痰饮易化；茯苓、苡仁崇土制水，杜绝痰饮之源。诸药合用，则化瘀祛痰，窠囊消，饮邪祛，脾土健，水有制，津液代谢复常，包裹性胸膜炎乃愈。

【验案赏析】

陆某，男，45岁，农民，1990年4月8日就诊。右侧结核性渗出性胸膜炎经正规抗痨、多次抽胸水等治疗3月余，胸水虽减。但成包裹性胸膜炎，继用中西药物治疗3个月无效。刻下：胸闷刺痛，咳嗽痰白，量少质黏，舌淡微紫，苔白稍厚，脉沉涩。血白计分和血沉均正常。X光胸透和胸片示右侧包裹性胸膜炎。B超检查右后胸8肋间探及液平3cm。投破囊蠲饮汤16剂后，诸症全除，胸水消失，病获痊愈，半年后随访，未曾复发。

麻杏石甘汤合葶苈大枣泻肺汤加减……治疗结核性胸膜炎

李培谦、李克东医师（山西省万荣县第二人民医院，邮编：044205）在临床上应用麻杏石甘汤合葶苈大枣泻肺汤加减治疗结核性胸膜炎，收到满意效果。

【绝技妙法】

结核性胸膜炎属于祖国医学的“支饮”或“悬饮”范畴。结核性胸腔积液可有两种类型：其一属于单纯性结核性胸膜炎，此类患者既往无结核病史，是机体对结核菌毒所产生的胸膜超敏反应形成的胸膜渗出性炎症。此类患者大多抵抗力强，预后好。其二属于在其他型肺内结核的基础上，又并发此病。此类患者多病程长、抵抗力差。用现代医学的常规治疗手段，其一种类型则可以在抗结核药物的基础上，适当应用肾上腺糖皮质激素抗渗出，能使胸水消退，但是，肾上腺糖皮质激素的副作用是普遍公认的；其二种类型是糖皮质激素的绝对禁忌范围。所以笔者运用现代医学的常规治疗方法，不使用糖皮质激素，结合应用麻杏石甘汤合葶苈大枣泻肺汤，既能补长取短，免除糖皮质激素副作用之疑虑，又能缩短病程，减轻患者负担，方便实用。

【常用方药】

药物组成：炙麻黄10g，生石膏10g，杏仁10g，炒葶苈子15g，瓜蒌皮10g，炙甘草10g，大枣10g。

煎服方法：

此药先用凉开水浸泡30min后，用文火煎煮，沸开后20min即可，取药汁放温后服用，每日1剂。

随证加减：

如胸痛者，可加用元胡，枳壳；如果发热较重者，加重用生石膏至20g，柴胡；咳喘胸满较甚者，可加重炙麻黄用至12g，桔梗，苏子；如体质虚弱偏于气虚者，可加生黄芪，党参；偏重于阴虚者，可酌加生地，太子参，丹皮之类药物；如痰涎壅盛者，可加桔梗，半夏，贝母，胆星之药。

麻杏石甘汤，葶苈大枣泻肺汤立意在于主治因肺热壅盛所致的"汗出而喘"及由于支饮阻滞胸膈，肺气阻塞气机不利所引起的"支饮不得见者"。然而结核性胸膜炎，病机上多属于肺热壅盛，饮邪结聚胸胁及肺膈，故临床见有发热，咳嗽气喘，胸痛甚则不能平卧诸症。所以，应用麻杏石甘汤合葶苈大枣泻肺汤治疗，一则能宣泄肿气，逐除饮邪，二则能清热除痰，宽胸散结。方中炙麻黄、生石膏辛温辛寒相制为用，使肺胸热壅之邪得以清除，杏仁、葶苈子伍用，宣泄肺胸之饮结，破结行滞，使聚饮得以驱除，瓜蒌皮宽胸以散气结，气行则停饮四布。炙甘草、大枣调和诸药，以缓葶苈子、生石膏之峻烈。

此方对结核性胸膜炎而论，对于单纯性结核性胸膜炎效果好于其他型肺结核所致的胸腔积液。对于葶苈子用量问题，根据笔者使用经验，最大用至过24g，临证选用的是炒葶苈子，应用本品时应和大枣相伍为妥。

中医……治疗结核性胸膜炎

李 健医师（江西省南昌市洪都中医院，邮编：330008）用贝母瓜蒌散加减治疗结核性胸膜炎，获得较为满意的疗效。

【绝技妙法】

结核性胸膜炎，多属本虚标实之证，病位在肺、脾、肾三脏。治疗上，当以补虚为主，参以杀虫，才能取得满意的临床效果。

【常用方药】

药物组成：瓜蒌仁 12g，杏仁 10g，川贝 10g，百部 10g，白芍 10g，云苓 15g，功劳叶 15g，法夏 10g，紫菀 10g，款冬 10g，杏仁 10g，桑白皮 10g，泽泻 10g，猪苓 10g。

煎服方法：

水煎服，每日 1 剂，早、晚各服 1 次。兼有咯血者，加白及 10g，仙鹤草 15g；兼有胸痛者，加郁金 10g，延胡索 10g；兼有潮热颧红者，加银柴胡 10g，青蒿 10g；兼有烦躁失眠者，加栀子 10g，夜交藤 10g。

治疗效果：

共治疗 11 例结核性胸膜炎患者，痊愈 6 例（症状消失，胸片正常），好转 4 例（症状明显好转，胸片示胸腔积液面积明显减小），无效 1 例，总有效率 90.9%。

【验案赏析】

万某，男，14 岁，学生，1996 年 11 月 3 日入院，主诉咳嗽痰稠、胸痛 1 月余，伴气逼，夜间不能平卧，午后潮热，纳呆，神疲，面色少华，大便结，小便黄，舌质红、苔腻，脉滑数。胸片提示胸腔积液，行胸腔穿刺活检提示结核性胸膜炎，因惧怕抽胸水，要求中药治疗。中医辨证属脾虚湿阻，痰热壅肺，治宜清热化痰，健脾利湿，方用瓜蒌仁 12g，杏仁 10g，川贝 10g，百部 10g，延胡索 10g，白芍 10g，云苓 15g，功劳叶 15g，紫菀 10g，法夏 10g，猪苓 10g，郁金 10g，泽泻 10g，桔梗10g。每日1剂，服药7剂后，患者咳嗽、胸痛缓解，气逼明显好转，夜间能平卧入睡。守原方续服7剂，患者咳嗽消失，胸痛、气逼明显好转，纳食增加。查体：左下肺闻及少许湿啰音，叩诊为清音，胸片提示胸腔积液消失。

中医辨证为主配合西药……治疗渗出性胸膜炎

崔瑞林（河南省林州市防疫站，邮编：456550）、崔录英医师以中医辨证治疗为主，配合西药常规化疗治疗渗出性胸膜炎，取得了较好的临床疗效。

【绝技妙法】

中医认为，渗出性胸膜炎其主要病机为肺失宣通，饮停胸胁，络气不和。该病发病之初多由外邪入侵肺卫，使肺失宣通而致，故多合并外感肺系症状。治疗以宣通肺卫，和解逐饮法为主，对表邪已去而饮停胸胁，体质壮实者，以攻逐水饮法为主；对体质较差，病程较长而属脾阳不足者。则采用肺脾同治，以温阳化饮法为主；对失治、误治而致饮瘀互结者，又采用逐饮与化瘀合用的原则。为提高疗效，防止复发，我们配合西医常规化疗，使本病疗程明显缩短。根据我们的体会，中医辨证施治较胸腔穿刺抽液和使用激素的疗效要好，对反复抽液不愈者，也有较好疗效且很少有反复，并能缩短疗程，减少胸膜粘连和胸膜增厚等后遗症。但对饮瘀互结型疗效尚不理想，主要与就诊时间迟，后遗症已形成有关。

【常用方药】

治疗方法：

以中医辨证治疗为主，结合西医常规化疗。

(1) 和解逐饮法

主症：发病较急，病程较短，除有明显的结核病中毒症状外，可伴有恶寒，高热，胸痛等症，舌苔多薄白，脉浮紧或浮数。

主方：小柴胡汤和葶苈大枣泻肺汤加减。

常用药物：柴胡 10～20g，黄芩 10g，半夏 10g，葶苈子（另包）30g，桑白皮 10～30g，枳壳 10g，桔梗 10g，苏子 10～15g，赤芍 10～15g，甘草 6g。

(2) 攻逐水饮法

主症：X 线示胸腔呈中量或大量积水，胸痛，胸闷，甚或呼吸急促，不能健侧平卧，大便秘结或正常。舌苔多厚腻而黄。

主方：大陷胸汤和己椒苈黄汤加减。

常用药物：葶苈子 30g，川椒目 10～15g，大黄 10～20g，防己 10g，甘遂 5～10g，芒硝（冲）5～10g，枳实 10g，莱菔子 10～20g，云茯苓 10～30g，苏子 10～15g，甘草 10g。

(3) 温阳化饮法

主症：病程较长，病情较缓，X 线示胸水呈少量或中量。表现为胸闷咳嗽、吐痰，痰多黏稠色白，食欲不振，苔腻而润，舌边有齿痕。

主方：苓桂术甘汤和三子养亲汤加减。

常用药物：茯苓 30g，桂枝 10g，白术 10～30g，苏子 10～15g，半夏 10g，厚朴 10g，苏梗 15g，葶苈子（另包）30g，白芥子 10～15g，莱菔子 10～20g，甘草 6g。

(4) 化瘀逐饮法

主症：以胸痛为主要症状，X 线示胸水呈少量或中量，但均伴有不同程度粘连或胸膜增厚或属反复发作者，多由失治误治而致。

主方：血府逐瘀汤和瓜蒌薤白汤加减。

常用药物：桃仁 10g，红花 10g，当归 12g，赤芍 15g，全瓜蒌 20～30g，牛膝 10g，白芥子 10～15g，制南星 10g，郁金

10～15g，椒目 10～12g，薤白 10g，丝瓜络 10～20g。

(5) 西药化疗

统一使用 2 个月强化期，用异烟肼 0.3g，吡嗪酰胺 1.5g，利福平 0.45g，每日早晨空腹 1 次。4 个月继续期用异烟肼 0.6g，利福平 0.6g，隔日早晨空腹 1 次。

【验案赏析】

案 1：王某，男，47 岁，初诊日期 1991 年 2 月 28 日。主诉：发热（体温 38.9℃），恶寒、胸痛月余。患者于 1991 年 1 月 5 日因恶寒、发热、胸痛、盗汗、乏力，在本村卫生所按感冒给予对症处理，发热缓解，余症状未明显好转而来就诊。检查：体温 36.5℃，脉搏 85 次 /min，呼吸 21 次 /min，血压 16/11kPa(120/80mmHg)。患者神志清楚，发育营养中等，皮肤浅表淋巴结未触及。右肋下语颤减弱，叩诊呈浊音，叩击痛明显。心脏听诊无异常，肝脾未触及。胸片及 X 线透视可见右肺第 3～7 前肋外带呈边缘光滑，密度均匀的梭形影，凸面向肺内，与肺野有明显的分界。痰菌 (-) ×3，结核菌素试验 1 ∶ 1 万呈阳性 (8mm×13mm)，白细胞计数 0.8×10^9/L，其中中性粒细胞 0.72，淋巴 0.28，血沉 25mm/h。

诊断：中医：悬饮（饮瘀互结型）。西医：包裹性胸膜炎（右中下）。

治疗：化瘀逐饮，配合用化疗方案。

处方：葶苈子 30g，泽泻 30g，郁金 15g，全瓜蒌 20g，赤芍 15g，枳实 10g，黄连 6g，威灵仙 10g，皂刺 10g，甘草 6g，15 剂。

3 月 12 日复诊：胸痛消失，盗汗、五心烦热缓解，胸透示病灶有明显吸收，原方续进 15 剂。3 月 31 日复诊，无明显不适，食欲增加，拍片示病灶完全吸收，停用中药。化疗方案用至全疗程。随访 2 年未复发。

案 2：史某，女，23 岁，初诊日期 1991 年 11 月 14 日。主诉：两胁下疼痛2周。患者于1991年6月初因恶寒、发热(40.3℃)、咳嗽，在本村卫生所按感冒对症处理而愈，自此后出现闭经至今。1991年11月1日开始感两胁下疼痛，以左侧较明显，伴咳嗽，吐痰，手足心热，全身乏力，食欲不振，经对症治疗无效而来我处治疗。检查：体温37.8℃，脉搏108次/min，呼吸22次/min，血压15/11kPa(110/80mmHg)，舌苔厚腻，脉滑。患者神志清楚，发育、营养较好，皮肤浅表淋巴结无肿大。患者左侧肋间隙饱满，叩诊呈实音，语颤明显减弱，听诊呼吸音消失。心脏听诊无异常，肝脾未触及。X线拍片示左侧第2前肋以下呈均匀致密阴影，肋膈角和心影消失。A超示左侧胸腔有大量积液。化验：痰菌(−)×2，白细胞计数0.97×10^9/L，中性粒细胞0.78，淋巴细胞0.22，血沉30mm/h。结核菌素试验1:1万呈阳性(14mm×17mm，有水泡)。

诊断：中医：悬饮(饮停胸胁)。西医：渗出性胸膜炎。治疗：攻逐水饮，配合化疗方案。

处方：防己10g，川椒目10g，葶苈子30g，大腹皮15g，生大黄(后下)10g，桑白皮20g，苏子10g，炒桃仁10g，全瓜蒌20g，黄连3g，枳实10g，薤白10g，云茯苓20g，白芥子10g，桂枝10g，泽泻18g。10剂，水煎服，每日1剂。

11月24日复诊，除胸痛外，咳嗽、乏力、食欲不振感消失，厚腻苔稍化，大便次数每日3～5次，胸透示胸水已消退至第4前肋以下，原方续进10剂。

12月5日，X线拍片示胸水完全消失。胸痛缓解，自觉胃脘部轻微不适，苔已化，对症处理，化疗方案用至全疗程。随访2年未复发。

中药……治疗脓胸（术后）

徐志瑛教授（浙江中医学院附属医院，邮编：310006）自2000年来采用中药托毒排脓法治疗脓胸引流术后，疗效颇佳。现庞彩苓（浙江中医学院，邮编：310053）、胡秋未医师将其治疗经验介绍如下。

【绝技妙法】

中医认为老年性脓胸常为机体正气不足，邪毒外侵所致，属本虚标实之证，代表方为普济消毒饮合自拟方红藤汤。徐志瑛教授将普济消毒饮和红藤汤扩展到脓胸术后的治疗，认为在脓胸治疗过程中，解毒排脓是必不可少的治疗方法。取普济消毒饮中的芩、连以清热，玄参、板蓝根以解毒，配以桔梗引药入病所，同时配伍红藤汤以排脓消痈化痰。又由于脓胸需要较长治疗时间，故需根据病情阶段不同，适当配伍。早期尽量做到祛邪不伤正；中期需加用促进疮口收敛之药，以利于导管外排；后期重点着眼于增强机体正气方面。

【常用方药】

普济消毒饮合红藤汤药物组成：红藤、败酱草、紫花地丁、蒲公英、生米仁各30g，皂荚刺、白芥子各9g，枳壳15g等。

随证加减：

初期因肺部感染明显，咳痰多且黏稠不畅，胸闷气急，故加肺形草30g，蛇六谷15g，羊乳参、人参叶各30g等清肺润肺益气；中期脓块消失，脓液变清后加白蔹、枫斗各12g，浙贝母15g，桑白皮、桔梗各12g等祛痰滋阴收敛；后期脓液减少，经复查摄片拔管后加用黄精30g，枸杞子、桑椹子各30g等益气补肾作用以达巩固。在服用中药过程中仍定期进行脓腔冲洗，并继续西药对症治疗。

普济消毒饮源自于《东垣试效方》，其立方本意为清热解毒，疏风散邪，为治疗大头瘟、脓疡等的常用方剂。《医方集解》评其曰"此手太阴、少阴、足少阳、阳明药也。芩、连苦寒，泻心肺之热为君；玄参苦寒，橘红苦辛，甘草甘寒，泻火补气为臣；连翘、薄荷辛苦而平，板蓝根甘寒，马勃、僵蚕苦平，散肿消毒定喘为佐；升麻、柴胡苦平，行少阳、阳明二经之阳气不得伸。桔梗辛温为舟楫，不令下行，为载也。"自拟方红藤汤主要由红藤、败酱草、生米仁组成，取其消痈排脓化湿之用。

普济消毒饮合自拟方红藤汤诸药结合，共奏清热解毒、祛痰消痈排脓之效，为内科方治疗外科病又一典范，扩大了中药的应用范围。即使在初期实邪为主的情况下，仍不能忽略顾护机体的正气，所以扶正之品贯穿于治疗的全过程。

十四、肺 癌

保肺消瘤汤……治疗原发性肺癌

石海澄、刘绪银、石彩歌医师(湖南省涟源市田心疑难病专科医院，邮编:417100)采用自拟保肺消瘤汤加减治疗原发性肺癌，获较好疗效。

【绝技妙法】

石海澄、刘绪银、石彩歌医师认为癌症发生与人体正气不足、脏腑气血津液失调、痰浊瘀血内生相关。日久则结成肿块，肿块留滞肺脏，又阻滞气机，进一步损肺，导致气血瘀滞不行，津液失布而痰浊内生，从而出现咳嗽、咯痰、胸痛症状，肿块逐渐加大，日久则肺衰气绝。因此，要稳定病情，扭转病势务必消肿散结。

保肺消瘤汤重用化痰、散结、宣肺、清虚热之药为主，同时结合辨证施治，则标本同治，以消肿块为目的，肿块消则肺气得宣，津液输布，百脉通畅，气血平和，有利于全面改善患者体质，故收到较好疗效。

【常用方药】

保肺消瘤汤组成及剂量：石仙桃 30g，蟾酥皮 15g，急性子 20 粒，土贝母 30g，玄参 15g，白花蛇舌草、鱼腥草、龙葵各 30g，臭牡丹皮 15g，铁树叶 30g，杏仁、白芥子各 20g，大枣 10 枚，白英 30g，蚤休 20g。

根据肺癌患者证候表现及肿瘤特征进行加减：

(1) 气虚为主者

主症见声低气短，乏力，自汗，面色苍白，舌淡，脉虚弱，加西洋参、黄芪、白术。

(2) 阴虚为主者

主症见干咳无痰或极少量稠痰，鼻咽干燥或盗汗，潮热，便秘，失眠，五心烦热，颧红，舌红少津，少苔或无苔，脉细数，加沙参、五味子、麦门冬。

(3) 痰浊为主者

主症见痰多稠浊，胸闷气促，纳呆恶心，体倦嗜睡，喉中痰鸣，头晕，唾液黏稠，舌体胖边有齿痕，苔滑腻或垢腻，脉滑，加半夏、竹沥、陈皮、石菖蒲、射干之类。

(4) 血瘀为主者

主症见胸部固定性疼痛，口唇及眼眶青紫，胸闷憋气，咳咯血痰，血色黯黑，舌质紫黯或有瘀斑，舌下静脉迂曲黯滞，脉涩迟，加丹参、红花、桃仁、三七之类。

(5) 鳞、腺癌者

鳞癌可酌加广豆根、半枝莲、夏枯草；腺癌可酌加菝葜、蛇莓；不定型癌酌加半枝莲、土茯苓；淋巴转移酌加昆布、海藻、山慈姑、金橄榄；骨转移酌加川乌头、川芎。

煎服法与疗程：每日 1 剂，头煎加水 1000mL，沸后煎 45min，过滤取汁，2 煎加水 700mL，沸后煎 45min 取汁，合并 2 次煎汁，过滤浓缩至 300 ~ 450mL，分 3 次于饭后 30 ~ 45min 服，1 个月为 1 个疗程。

扶正抑瘤汤合并化疗……治疗晚期肺癌

丰衍增医师(江苏省中西医结合医院,邮编:210028)运用扶正抑瘤汤合并化疗治疗晚期肺癌,提示扶正抑瘤汤配合化疗可以起到增效减毒作用,提高患者生活质量和近期疗效。

【绝技妙法】

肺癌是我国目前癌症发病率较高,致死率居前列的恶性肿瘤之一。近10多年中疗效无明显提高,总的治愈率徘徊在10%左右,晚期病例化疗、放疗效果都不理想,且常伴有明显的毒副作用(如血白细胞降低、恶心呕吐、胃呆纳差等)。

中医认为"邪能伤正、正能胜邪",我们根据辨证与辨病相结合的原则,自拟扶正抑瘤汤,具有扶正补虚、提高机体的免疫功能,促进骨髓造血功能,配合化疗可提高肺癌的疗效,减轻化疗药物所致的毒副反应,有利于化疗的顺利进行,提高了患者的生活质量和近期疗效。

【常用方药】

扶正抑瘤汤组方及剂量:生黄芪21g,茜草15g,白术12g,生苡仁18g,补骨脂15g,白花蛇舌草30g,黄芩18g,山豆根15g,苦参15g,山慈姑12g,仙鹤草60g,杏仁12g,法半夏9g,生甘草5g。

服用方法:

患者化疗前开始服用中药,水煎2次,浓煎成200mL汤剂,分2次口服,2个月为1个疗程。

扶正抑瘤方中生黄芪、天冬、白术、苡仁、补骨脂养阴益气、健脾补肾、扶正补虚，黄芩、白花蛇舌草、山豆根、山慈姑、苦参清热解毒、消肿抗癌，仙鹤草、茜草抗癌止血，杏仁、法半夏止咳化痰、止血，生甘草缓急止痛、调和诸药。根据文献实验研究报道，以上中药大多含有抗癌的有效成分，如黄酮体、甾体类生物碱，山慈姑主要成分秋水仙碱，苦参含有苦参总甙，苡仁含有苡仁酯、薏苡仁肉酯，仙鹤草所含的 agrimonliin 等都具有抗癌抑癌作用，并有抗感染、提高免疫功能，增强抗癌的作用。

仙鱼汤……治疗中晚期原发性支气管肺癌

李穗晖、陈锐深、吴玉生等医师（广州中医药大学第一附属医院，邮编：510405）应用仙鱼汤治疗中晚期原发性支气管肺癌，能缓解中、晚期原发性支气管肺癌的临床症状，稳定瘤体，提高患者的免疫力。

【绝技妙法】

中医药治疗肺癌的特点在于通过稳定瘤体、改善症状达到“带瘤生存”的目的。陈锐深教授在多年临床经验基础上总结的经验方仙鱼汤，针对中晚期肺癌的病机特点而拟定，有较好的疗效。陈教授认为，肺脾亏虚，痰瘀互结，本虚标实是中晚期肺癌的主要病机，治疗原则就是扶正与祛邪有机的结合。

本研究结果显示，仙鱼汤对改善中晚期肺癌临床症状有良好的稳定作用，尤其缓解咳嗽、血痰、气短、乏力等症状更明显，并有较好的稳定瘤体作用，同时提高患者的免疫力，且未发现不良反应。

仙鱼汤功效：益气养阴、清肺除痰、解毒散结。

【常用方药】

仙鱼汤基本组成：仙鹤草、鱼腥草、猫爪草、山海螺、天冬、山慈姑、浙贝母、莱菔子、守宫、枳壳、党参。

服用方法：

以西医对症支持疗法为基础，加服仙鱼汤，每次 200mL，每天 1 次，3 周为 1 个疗程。

仙鱼汤中重用党参补益脾肺，益气生血；天冬养阴清肺，益胃生津；两药合用，健脾益肺，补气养阴，相辅相成。莱菔子、枳壳行气宽胸，消痞散结，并助党参以健运脾肺之气。仙鹤草具有收敛止血之功，对肺癌咯血疗效甚佳，并可使莱菔子、枳壳行而不散。猫爪草、莱菔子、浙贝母合用以增强清肺化痰散结之功效。鱼腥草、山慈姑、山海螺、守宫、仙鹤草则可清肺解毒，化瘀散结。

益肺降气汤……治疗原发性支气管肺癌

张　栩（上海华东医院，邮编：200040）、卫新国医师以益肺降气汤治疗原发性支气管肺癌，取得满意疗效。

【绝技妙法】

中医学认为："肺主一身之气"、"肺为娇脏，喜润而恶燥"、"正气不足，邪气乘之，易耗气伤阴"。从临床来看，肺癌患者亦大多有耗气伤阴的病理变化。

自拟益肺降气汤功效：益气养阴润肺。

【常用方药】

益肺降气汤组成：党参、沙参、麦冬、五味子、杞子、葶苈子、旋复花、山海螺、川贝母、蜀羊泉（白毛藤）、蛇舌草、夏枯草。

随证加减：

气短乏力者加黄芪，甚者加服生晒参；胸胁胀满、舌质黯红加服云南白药；咳痰血者加茜草、仙鹤草；胸水加商陆、车前子；胸痛剧烈，鲜葱捣烂加蜜外敷；痰多加桔梗、瓜蒌皮；低热加银柴胡、地骨皮。

服用方法：

每日 1 剂。连服 3 个月为 1 个疗程。

从治疗后生存期与舌质舌苔关系可以看出，舌质淡红、苔薄白者 12 个月生存率较高，具有此种舌象的患者，一般说来，机体内阴阳平衡较稳定，正气较强，邪气较弱，癌肿发展相对缓慢，预后较好。反之，舌质黯红、舌苔薄或少，说明患者正气已伤，邪毒内蕴，痰瘀互结，阻滞肺络，预后不良。

自拟芪麦虎蜈汤……治疗晚期肺癌

袁国荣医师（浙江省人民医院，邮编 :310014) 采用自拟芪麦虎蜈汤治疗晚期肺癌，疗效满意。

【绝技妙法】

晚期肺癌，证属本虚标实，本虚以气阴两虚为多，标实以癌毒内蕴为重，夹痰夹瘀。治疗以益气养阴攻毒为法。有毒虫类药多为辛温有毒，如蜈蚣、守宫、全蝎、蟾皮等治疗肺癌，经临床观察疗效优于活血化痰药，有毒虫类药治疗肺癌的价值有待进一步研究。袁国荣医师运用有毒虫类药治疗肺癌多年，发现长期使用蜈蚣、守宫、全蝎、蟾皮等药，未见明显副反应，患者亦易耐受。蜈蚣可用

2～4条，守宫可用2～4条，有患者坚持服用2～3年，总量达3000余条，均未见中毒现象。

芪麦虎蜈汤治疗晚期肺癌在改善症状、提高生活质量方面疗效明显。说明中药治疗晚期肺癌有一定优势，副作用少。

【常用方药】

自拟芪麦虎蜈汤组成及剂量：生黄芪30g～60g，太子参30g，麦冬15g，石斛15g，蜈蚣2～4条，守宫2～4条，红枣10g，甘草10g。

随证加减：

夹痰者加用化痰软坚药如胆南星9～12g，姜半夏、山慈菇各9g，山海螺15～30g，浮海石15g，等；夹瘀者加用丹参15～30g，川芎、泽兰、穿山甲、三棱、莪术各9g，水红花子15～30g，等；癌毒重者可加用蟾皮、全蝎、露蜂房各9g，僵蚕9～15g，等；热盛者加用野荞麦根30g，白花蛇舌草30～60g，龙葵15g，等。

服用方法：

每日1剂。连续服用30剂为1个疗程。患者均服用2个疗程以上。

自拟芪麦蜈虎汤取黄芪、麦冬为君，益气养阴；太子参、石斛为臣，助芪麦补气阴；佐蜈蚣、守宫搜毒剔毒、以毒攻毒；以红枣、甘草为使，调和解毒峻毒之品，辛温走窜，易耗气伤津，但与补气养阴药相伍，可奏补不留毒、攻不伤正之效。

现代临床药理证实，益气养阴药如黄芪、党参、太子参、麦冬、石斛等可调节机体的免疫功能，提高癌症患者的抗病能力。而有毒虫类药如蜈蚣、守宫、全蝎、蟾皮、露蜂房等均有一定的抗癌、抑癌作用。两类药物合用，则标本兼治。

滋肺解毒汤合渗湿泄下散……治疗肺癌并发胸水

宋洪恩、周艳丽、张秀贞医师（河南省郑州市台胞小区肿瘤专科门诊部，邮编:450005）运用滋肺解毒汤合渗湿泄下散治疗肺癌并发胸水106例，疗效明显。

【绝技妙法】

肺癌属中医学肺积、痰喘、悬饮等范畴。宋洪恩等医师运用中医中药滋肺解毒汤、渗湿泄下散治疗肺癌并发胸水，主要功效为扶正培本，清热解毒，活血化瘀，化痰祛湿，抗癌排毒。扶正可补充人体阴阳气血之不足，培本可改善脏腑功能，增强体质，提高机体抗病能力，保护和改善骨髓造血功能，提高血液细胞成分。清热解毒可直接清除热毒，控制感染，消除炎症，抑制肿瘤细胞的生长。活血化瘀的“活血”能通利血脉，促进血行，“化瘀”可消散瘀血。“化痰祛湿”的“化痰”可清除痰湿等，“祛湿”可消散肿块，有助于抑制肿瘤的生长。“抗癌排毒”的“抗癌”可抑制肿瘤的生长，促进瘤块萎缩，“排毒”可将机体内的毒素排出体外。

【常用方药】

渗湿泄下散为大戟、芫花、甘遂三药合用，其逐水饮、除积聚、消肿满之功甚著，对脏腑胸胁等积水皆能攻逐。滋肺解毒汤合渗湿泄下散具有明显抗癌及消减胸水作用。

⑴ 滋肺解毒汤组成及剂量：华蟾10g，守宫6g，泽漆15g，蜈蚣3条，人参10g，三七10g，白术10g，茯苓10g，莪术10g，黄芪10g，白花蛇舌草15g，当归10g，川芎10g，白芍药10g，白英10g，七叶一枝花10g，麦门冬10g，桔梗10g，白头翁15g，石

斛 10g，天南星 10g，半夏 10g，冬虫夏草 10g，半枝莲 15g，白及 10g，甘草 6g。大枣 7 枚、干姜片为引。

随证加减：

疼痛加剧者加入地金牛 15g，七叶莲 15g，延胡索 10g；发热不退者加蒲公英 30g，板蓝根 15g，柴胡 15g；胸闷不舒者加川贝母 10g，百合 10g，沙参 15g；体虚者加党参、山药、熟地黄各 15g。

服用方法：

每日 1 剂，水煎 2 次，早、晚饭后服用。

⑵ 渗湿泄下散组成及剂量：炙甘遂 50g，大戟（炒）50g，炙芫花 50g，铃兰 50g，蟋蟀 50g，木通 50g，薏苡仁 50g。

服用方法：

炮制后粉碎，碾细粉装入空心胶丸内（每丸重约 0.5g），每次 1.5 ~ 2g（3 ~ 4 粒），每日 3 次，饭后 30min 温开水冲服，无腹泻者逐渐加量，至大便每日 3 ~ 5 次为宜，切不可猛增药量，以免腹泻过多，发生脱水。渗湿泄下散用药时间根据利水的速度和消水的时间而定，一般为 2 ~ 3 个疗程，每疗程 30d。

以上两个方药可同时使用。患者在运用中药治疗观察时，停止化疗及放疗，部分缺钾、体虚较重患者，可补钾及对症治疗，以缓解临时症状。

图书在版编目(CIP)数据

名中医呼吸科绝技良方/吴大真等主编．-北京：科学技术文献出版社，2011.9(重印)

(名中医绝技良方)

ISBN 978-7-5023-6197-6

Ⅰ.名… Ⅱ.吴… Ⅲ.呼吸系统疾病-验方-汇编 Ⅳ.R289.5

中国版本图书馆 CIP 数据核字(2008)第 170939 号

出　版　者　科学技术文献出版社
地　　　址　北京市复兴路 15 号(中央电视台西侧)/100038
图书编务部电话　(010)58882938,58882087(传真)
图书发行部电话　(010)58882868,58882866(传真)
邮购部电话　(010)58882873
网　　　址　http://www.stdp.com.cn
E-mail:stdph@istic.ac.cn
策划编辑　袁其兴
责任编辑　陈家显
责任校对　梁桂芬
责任出版　王杰馨
发　行　者　科学技术文献出版社发行　全国各地新华书店经销
印　刷　者　北京高迪印刷有限公司
版(印)次　2011 年 9 月第 1 版第 3 次印刷
开　　　本　650×950　16 开
字　　　数　204 千
印　　　张　17.75　彩插 2
印　　　数　8001～11000 册
定　　　价　28.00 元